동양의학 강좌 제1권

우주와 인체의 생성원리

-『동의보감』으로 배우는 동양의학의 원형을 찾아서-

동양의학 강좌 제1권
우주와 인체의 생성원리
-『동의보감』으로 배우는 동양의학의 원형을 찾아서-

2001년 4월 10일 1판 1쇄
2013년 4월 30일 2판 1쇄
2020년 2월 1일 2판 3쇄

저자 | 고바야시 산고(小林三剛)
옮긴이 | 조기호 · 김형규 · 곽영
발행인 | 임동규
발행처 | **(주)집문당**
등록 | 1971. 3. 23. 제2012-000069호
주소 | 03134 서울시 종로구 돈화문로 82 집문당빌딩 5층
전화 | (02)743-3192~3 팩스(02)742-4657
이메일 | sale@jipmoon.co.kr
홈페이지 | www.jipmoon.co.kr

ISBN 978-89-303-1592-0 94510
978-89-303-1595-1 (전3권)

가격 17,000원

동양의학 강좌 제 1 권

우주와 인체의 생성원리

- 『동의보감』으로 배우는 동양의학의 원형을 찾아서 -

고바야시 산고 지음 / 조기호 · 김형규 · 곽영 옮김

집문당

번역에 즈음하여

요즈음 우리들에게 주어진 화두 가운데 가장 많이 오르내리는 것은 아마 「세계화」일 것이다. 그러나 한편 「세계화」가 진행되면 될수록 그 반작용으로, 상대적으로 부각되는 것이 민족이나 전통에 대한 개념들이다. 우리 나라뿐만 아니라 전세계적으로 전통의학에 대한 붐 내지 연구가 성행하고 있다. 이와 같은 경향은 물론 서양의학에 대한 반성이 한 원인으로 작용한다고 할 수 있으나, 우리 한의학도들에게서는 그 어느 때보다 새삼스럽게 전통의학에 대한 새로운 조명이나 재발견 같은 화두에 직면하게 된다.

즉, 과거 고대중국의학을 바탕으로 하고 있는 한의학은 음양오행사상 같은 자연철학을 바탕으로 하여 탄생, 발전하였기 때문에 현금에 이르러서도 이 분야에 대한 현대적 해석과 접목이 하나의 큰 숙제로 남아 있다. 한의학에 있어서 이와 같은 철학적인 요소는 실증주의 사고에 의하면 배척하여야 할 부분이요, 전통관념에서 본다면 현대적으로 뭔가 해석하여 이끌고 가야 할 명제로 여겨지고 있다. 어쨌든 우리들에게는 이 철학적인 요소와 의학이라는 과학적인 요소의 접목이 필요한데, 이를 적절하게 잘 조화시켜 설명한 사람이 바로 일본의 고바야시 산고 선생이고, 그의 대표작인 『우주와 인체의 생성원리』라고 생각하여 여기에 옮긴다.

다시 말하여 한의학에 있어서의 철학적인 요소에 대한 현대적 해석 문제를 해결하기 위한 한 방법으로서 고바야시 산고 선생의 동양의학 강좌가 어느 정도 일정한 역할을 하지 않을까 한다. 여기에서는 이 시대 모든 문제의 핵심에 있는 「자연과 대립된 인간」이라는 근대적 인간관을 초월한 「자연과 조화된 인간」에 대한 적절한 설명과 이해가 있다.

이 책의 저자인 고바야시 산고 선생은 원래 易學者로 출발하였으나 黃帝內經의 靈樞와 素問, 難經을 통달하여 사고의 영역을 한없이 넓힌 분이다. 그가 저술한 내용은 학생들의 건강에 관한 것까지 이루 헤아릴 수 없이 多作을 하면서도 이 모두 동양의학의 전통적인 사고방법인 음양오행에 바탕을 하고 있어 그의 응용력에 혀가 내둘릴 정도이다.

그 동안 우리들이 전통의학의 개념을 살리기 위하여 다각도로 공부하고 窮究하였지만, 非學之才의 한계를 넘지 못하던 차에 고바야시 산고 선생과의 만남이 이루어지게 된 것이다. 그래서 우리들의 조그마한 정성이 최선은 아니지만 차선책으로 이렇게 펴내게 된 것이다. 더구나 이 책은 선생이 직접 손으로 쓴 문어체가 아니고 강의한 내용을 그 제자들이 녹취하여 일일이 베껴 적은 구어체이기 때문에 표현이 생생하여 면전에서 강의를 듣는 느낌이다. 우리가 하지 못하는 강의를 代講이라고 생각해 주면 조그마한 면피라도 될까.

우리가 이 책을 만난 지 벌써 7-8여 년이 되나 처음에는 번역을 생각지도 않다가 우리 세 사람이 이와 같은 지식을 고민하는 사람들과 다 같이 나누어 갖는 것이 좋겠다는 의견이 있어 5년 전 직접 고바야시 산고 선생의 허락을 얻어 그 동안 틈틈이 짬을 내어 번역을 시작한 지 6년 만에 세상에 모습을 드러내게 되었다. 그러나 아쉽게도 정작 2년 전에 선생은 이 세상을 떠나 이 결실을 보지 못하게 되어 우리들의 懈惰가 가슴을 저미게 만든다.

특히 지금으로부터 24년 전 한의예과 1학년 한의학원론 첫 수업 때 생리학의 원로이신 金完熙 교수님(전 경희대학교 생리학 주임교수)으로부터 「앞으로 여러분은 지금까지 배운 지식을 無로 돌려라. 그렇게 해야만 한의학의 원론을 빨리 깨우칠 수 있다」고 말씀하시면서 인체구조를 서양의학과 정반대로 설명하여 너무나 당황하였던 기억이 있는데, 지금에 와서 또다시 고바야시 선생으로부터 똑같은 강의를 접하고서는 깨달은 자의 진리는 같은 것이라는 생각을 다시 한번 하게 되었다.

또한 최근 우리 나라 한의학계에 한 학파로서 태동되기 시작하는 形象醫學에 관한 形相(象)의 개념에 대해서 고바야시 선생은 첫 강의에서 명확하게 정의를 내려 주고 있어 역시 동양의학의 기초는 같다는 인식을 하게 되었다. 그래서 부제로 「동양의학의 원형을 찾아서」라고 부쳐 보았다.

이번에 공동으로 번역작업에 나선 우리 세 사람의 인연은 경희대학교 1977년 입학에서 시작되어 석·박사 학위도 같은 대학에서 다 같이 李京燮 교수의 문하에서 지도를 받았다. 그 동안 나와 郭煐兄은 大山 金碩鎭 翁에게 주역을, 특히 나의 경우는 陳烈 선사에게 사주추명학까지 배웠으며, 金亨奎兄은 芝山 朴仁圭(作故) 선생에게 수년간 形象醫學을 배우면서 나름대로 전통의학이 가지는 본래의 개념을 깨우치고자 노력하였다.

그 동안 내 경우는 학생들에게 강의하면서 해석하기 난해한 처방 이름은 주역을 통하여 해설한다든지, 八綱의 원리를 주역에서 찾아 일본 동양의학회에서 발표하기도 하였으며, 水火의 개념을 이해하기 위한 방편으로 公理이론을 도입하여 설명하려고 했다. 그러나 고바야시 산고 선생처럼 처음부터 명확하게 끝까지 완결짓는 성과를 얻지 못하고, 그 중간 결산으로서 이 번역본으로 대신하고자 한다.

이 동양의학 강좌 시리즈는 모두 수십 권에 달하나 총론에 해당하는 제1권 『우주와 인체의 생성원리』, 제2권 『肝·心』, 제3권 『脾·肺·腎』의 세 권이 우리들에게 긴요한 것이 아닌가 하여 이것만 펴내기로 하였다. 본서는 벌써 1979년에 초판이 나온 이래 지금까지 10판을 거듭하면서 독자들에게 검증을 받고 있다.

도도히 흐르는 세계화의 흐름 속에 이와 같은 작업은 다소 역행하는 듯이 보이지만, 참 뜻은 溫故·法古를 통하여 知新·創新하자는 의미이다.

번역상의 오류는 전적으로 우리들의 몫이며, 용어에 있어서 생소한 것은 이해하기 쉽도록 의미가 통하는 새로운 용어로 바꾸면서도 그 뜻을 생생하게 전달하려고 애썼다.

끝으로 학문에 있어서, 인생에 있어서 우리와 늘 고락을 함께하는 敦仁會의 畏友들(曺 東鉉 박사, 崔圭善 박사, 楊炯吉 박사, 徐昌局 원장)과 이 기쁨을 같이하고자 하며, 원고 정리를 위해 많이 수고해 준 의국원 崔桐準 선생, 남산타운 경희한의원 원장 宋美德 박사, 그리고 한방 출판계에 남다른 열정이 있으신 집문당의 임경환 사장님께 감사 드린다.

2000년 11월

고황산 一隅에서 역자대표 조기호

한국어 번역에 부쳐

선생님의 동양의학 교육에 대한 정열에 진심으로 경의를 표합니다.

선생님과 똑같이 저도 고대 중국의 진리에 기초한 英知를 혼자만 알고 있다고 생각하기에 너무 안타까워, 무력한 줄 알지만 동양의학 강좌를 집필하기 시작하였습니다. 그러나 원고를 쓰다 보니 心身一如의 心理篇도 쓸 필요가 있음을 느껴 지금은 동양의학 강좌의 집필을 중단하고 동양 심리학 강좌를 집필하고 있습니다. 그 결과 「기초편①」, 「유아교육편②」, 「초등중고등 생활지도편③」, 「남녀궁합편④」을 마치고, 올 4월에는 「부부화합편⑤」을 출판하게 되었습니다.

원래 저는 동양 중추이론을 확립하고, 이것을 전 세계에 알리고자 하는 염원을 가지고 있었기 때문에 선생님께서 부탁하신 졸저의 한국어 번역에 기꺼이 찬동하는 바입니다.

1995년 2월 20일

關東鍼灸專門學校 小林三剛

책머리에

본인은 易經을 기본으로 하고 있는 동양의 運命學인 「命·相·卜」을 먼저 배우게 되었다. 그때 배우면서 그 훌륭함에 감탄하여 「이와 같은 귀중한 것은 市井의 활용으로 끝마치기에는 너무나 아깝다」고 느끼고 그 뒤 오랫동안 운명학의 일반보급에 전념해 왔다. 그리고 나서 이 분야에 더욱 정통하기 위해서는 반드시 다섯 손가락에 해당하는 「五術」에 대한 모든 것을 배울 필요가 있음을 또한 깨닫게 되었다.

이 五術이라는 것은 다름이 아니고, 「命學·相學·卜學·仙學·醫學」이라는 다섯 가지 道이다. 그 중에서 본인은 처음에 命·相·卜은 나름대로 배워 알았지만, 仙道와 醫道에 관해서는 전혀 알지 못했다. 그래서 그 필요성을 느끼고 의학에 발을 들여놓았던 것이다. 그러나 이 길에 들어와서 가장 먼저 놀랐던 것은 서양식으로 동양의학을 배우고 있다는 것이었다.

동양학술의 모든 것은 우주진리를 기본으로 하고 있지 않으면 안되는 것이라고 생각하고 있었는데, 실제로는 그렇지 않아 진리를 전혀 터득하지 않고 이루어지는 것과 마찬가지여서 놀랍고도 한편 한탄스러울 뿐이었다.

천지의 진리를 모르고서 참된 동양의학을 배워 시술한다는 것은 매우 어렵다고 생각하였으며, 또한 후진을 위해서 그 진리를 쉽게 이해하도록 풀어 해석하고 싶다는 염원을 가지고 있던 차에 오늘에서야 고전을 집약하여 이 원론을 쓰기에 이르렀다.

내용에 관해서는 될 수 있는 한 알기 쉽도록 하기 위하여 일부러 중복설명을 하였으며, 교실에서 행한 본인의 강의를 그대로 수록함으로써 기존의 형태를 무시한 나름대로의 정리방법을 시도하였다.

동양에 관한 것은 그 어느 하나 깊이가 없는 것이 없기 때문에 일면의 단조로운 설명만으로는 진의를 파악하기 어렵다고 생각하여 다각적으로 해설을 시도해 보았다.

현대의 고전 해설판은 난해한 문체를 더욱 어렵게 설명하고 있는 것이 많아서 오히려 오해를 불러일으킬 수 있다는 느낌마저 든다. 또한, 문자의 번역만을 중심으로 하는 경우는 광범위한 의미의 진리를 좁은 의미만으로 받아들이고 있는 것도 적지 않다.

그래서 이와 같은 폐단을 될 수 있는 한 배제함과 동시에 진리의 해명을 좀더 철저히 하기 위하여 실제로 응용할 수 있도록 노력하였다.

지금 우리들은 여덟 살에 易經을 접하고서 상급자 교육을 받았던 메이지시대 이전의 사람들과는 사뭇 다르다. 즉, 현대 서양식 교육을 받고 자라고, 가로쓰기 문자에 익숙해져 있다. 이와 같은 교육을 받은 사람들은 이 책이 「유치하고, 시시한 것」이라고 평가할는지 모르겠다. 그러나 이 책은 어디까지나 자연철학에 기초를 두고 쓴 것이기 때문에 이것을 이해할 수 없다고 하면 그것은 기초지식의 차이에서 온 것이라고 생각한다. 동양철학이 무엇인지를 알면 반드시 이해할 수 있을 것이라고 믿는다.

본인의 원래 구상은 혹 지금 사람들로부터 이해를 얻을 수 없다 하더라도 동양 진리의 탐구가 활발하게 이루어지리라고 예측되는 백 년 후, 혹은 이보다 더 이후의 사람들을 생각하여 약간의 도움이라도 되기를 바라는 마음에서 이 글을 써 왔다.

덧붙여 말하면 본인이 몸담고 있는 대학에서 과외수업으로 이 책의 내용을 강의했을 때 처음 얼마 동안은 기본적인 사고방식의 차이에서 학생들도 적잖이 당황했지만, 진리를 알아 감에 따라 그 훌륭함에 놀라는 학생이 늘게 되었다. 그리고 최근에는 백 년까지 기다리지 않더라도 이해해 줄 사람이 반드시 나타나리라는 확신이 생기게 되었다.

끝으로 이 책의 발간에 있어서 海老原讓治・岡部紀了・後藤惠康・福田惠美子 선생들이 교실에서 수록한 테이프를 원고에 옮겨 적고 나아가서 편집까지 도와 주는 어려움을 함께해 주었다. 또한 文硏유니언 대표 鶴田顯三씨와 편집부의 市原一幸씨에게도 많은 도움을 받았다. 이 지면을 통하여 모두에게 감사의 말씀을 올리는 바이다.

著　者

차 례

제 1 장 동양의학의 성립

1. 인간 전체를 안다 15

〈강의〉 서양의학과 동양의학 / 18
〈강의〉 동양의 우주생성론 / 19
〈강의〉 全機性이란 / 22
〈강의〉 동양의 진리에 관해서 / 26

2. 命 · 相 · 卜 · 仙 · 醫의 五術은 하나의 道다 29

〈강의〉 五術의 활용법 / 32

제 2 장 우주의 법칙

1. 윤회의 세계 47

〈강의〉 生의 근원을 안다 / 48

2. 天人同一의 기구 50

〈강의〉 인간을 알기 위해서 우주를 안다 / 51

3. 사계절의 성립과정 52

〈강의〉 사계절과 인체와의 관계 / 52

4. 사계절의 움직임 56

〈강의〉 만물은 冷熱이라는 2원소로 만들어져 있다 / 57

5. 5계절과 同體 60

제 3 장 지상의 생성변화

1. 음양의 법칙 65
〈강의〉 음방향순환과 양방향순환 / 79
2. 三才의 법칙 81
〈강의〉 三才원리의 응용 / 96
3. 十二氣에 있어서 삼재 99
4. 五行의 법칙 114
▨ 五行의 성립과정 / 114
〈강의〉 오행의 작용에 관해서 / 129
5. 사회에 있어서 五氣의 작용 136

제 4 장 五期와 五臟

1. 五臟의 활동과 五期에서의 旺相 151
〈강의〉 五期와 五臟과의 관계 / 154
2. 24시간과 오장의 성쇠 162
3. 사계절, 24시간의 윤회와 오장의 성쇠 165
〈강의〉 오장의 旺相死囚休 원리 / 166

제 5 장 旺相死囚休의 원리

1. 오장은 五季에서 왜 旺相하는가 171
2. 五行의 相生 · 相剋 172
3. 陰陽 · 五行의 相生 · 相剋 179
4. 旺相死囚休의 성립과정 182

5. 五季에 있어서 旺相死囚休 185
6. 하루에 있어서 旺相死囚休 194
7. 五期에 있어서 五臟의 旺相死囚休 196
8. 旺相死囚休의 구체적인 예 197
9. 旺相剋傷의 원리 199

제 6 장 臟腑의 旺相作用

1. 干合과 五臟·五腑와의 관계 203
〈강의〉 干支와 干合 / 205
2. 臟腑의 拮抗旺相作用 209
〈강의〉 다섯 개의 干合과 臟腑의 작용 / 212

편집위원후기 / 217

제 1 장 동양의학의 성립

1. 인간 전체를 안다

최근 여러 방면에서 지적받고 있는 현상이지만 현대의학의 결점은 우리가 민주주의의 평등을 잘못 인식하고 있는 것처럼 인체를 형태적・해부학적 중심으로 전부 같은 구조를 하고, 똑같은 능력을 가지고 있다고 생각하고 다루고 있다는 점이다.

그러므로 현대의학은 각 개인의 체질, 성격, 연령 등에 따른 생리작용의 차이를 그다지 고려하지 않고 해부학적인 통계에만 의존하고 있는 듯하다.

오늘날 사회생활을 보더라도 이것과 똑같다고 할 수 있다. 요즈음 자주 「남녀동등권」, 「상하평등」이라고 말하고 있지만, 본래의 의미는 각 개인의 역량과 개성, 일의 내용, 사회적 지위 등이 모두 똑같이 취급되어서는 안 된다는 것이다. 같은 인간으로서 살아가는 「권리」가 평등하다는 것이지, 그 이외의 것은 모두 다른 것이다.

이와 마찬가지로 각 개인의 성질과 역량이 다른 것처럼 각 개인의 인체도 각기 조금씩 다른 생리작용을 영위하고 있다. 그러므로 당연히 개인의 病症도 각각 달라지게 된다.

이와 같은 면에서 동양의학은 機能生理面을 중심으로 생각하여야 하며, 그러기 위해서는 먼저 「氣」의 활동에 의해서 형태가 만들어졌다는 이론을 이해하여야 한다. 즉, 해부학적인 형태론보다도 생리적인 기능을 중요시하고 있는 것이다. 이들 기능과 육체는 서로 상관

관계를 가지면서 氣의 활동이 육체의 형태를 만들고, 또한 육체가 氣를 발해서 이들이 서로 활기있게 부지런히 활동하고 있다고 보는 개념이다.

氣 그 자체는 육안으로 볼 수 없지만, 氣의 작용에 의하여 나타나는 형태와 현상으로부터 氣가 움직이는 質을 관찰할 수 있게 된다.

예를 들면 눈에 보이지 않는 바람이라도 나뭇잎이 흔들리는 모양을 보고서 氣가 활동하고 있다는 것을 알 수 있으며, 전기의 경우도 그 발산된 빛과 열에 의해서 전기가 흐르고 있다는 것을 알 수 있게 된다.

사람이 음성으로 말하는 것도 「心」이라고 하는 氣가 움직여서 성대, 구강이라는 육체구조를 통해서 목소리가 나오게 되고 말이 되는 것이다. 손발이 자유롭게 움직이는 것도 氣가 작용하기 때문이다.

手相과 觀相의 원리도 같다. 손의 모양과 얼굴의 형태는 그 사람이 가지고 있는 心氣의 활동에 의해서 만들어져 있기 때문에, 그 사람의 손과 몸 전체의 형상을 보면 그 사람이 가지고 있는 心氣인 개성을 비롯하여, 개성으로부터 이루어져 있는 모든 운세를 알 수 있게 된다.

이상과 같이 인체에서 피부, 손톱, 눈, 코, 귀, 입, 눈썹 등 외부에 나타나 있는 현상을 봄으로써 눈에 보이지 않는 내장조직의 생리·병리상태까지 알 수 있게 되는 것이다.

이와 같은 개념은 인체뿐만이 아니고, 모든 물체는 에너지로 이루어져 있고 또한 물체는 에너지를 발산하는 힘을 가지고 있다. 물체는 빛의 속도와 에너지의 밀도로 이루어져 있다고 하는데, 이것을 물리방정식으로 나타내면 다음과 같다.

$$M=\frac{E}{C^2} \text{ 또는 } E=MC^2$$

[註] M은 물체의 질량, E는 물체가 가지고 있는 에너지, C는 빛의 속도 즉 초속 30만km.

이것은 아인슈타인의 특수상대성원리에서 나온 공식이다. 물체의 모든 질량은 에너지와 같고, 그 에너지는 질량에 광속의 제곱을 한 수치이기 때문에 아주 소량의 물체라 하더라도 방대한 에너지로 변할 수 있음을 나타내고 있다. 그 결과의 하나가 원자폭탄이고, 원자력 에너지이다. 이들은 또한 우리들 지구에 매일매일 훌륭한 혜택을 주고 있는 태양에너지의 원천이기도 하다.

佛敎經典 중의 하나인 『般若心經』에는 「色卽是空 空卽是色」이라는 구절이 나온다. 여기에서 말하는 「色」은 즉 눈에 보이는 것이고(형태), 「空」은 눈에 보이지 않는 우주에너지를 표시하므로 모든 물체는 에너지로부터 생성되어 있다는 것을 말하고 있다.

이상에서 「인체는 즉 氣」라고 결론 내릴 수 있으며, 정신작용 · 생리작용이 왜 중요한지 다시 한번 인식할 수 있을 것이라고 생각한다.

이와 같이 인체는 氣가 선행하여 이루어지는 것이지만, 성숙된 인체에서는 心氣와 肉體가 평형을 유지하면서 서로의 관계를 유지하고 있다. 氣를 상하게 하면 육체가 병들고, 육체가 균형을 유지하지 못하면 심기 또한 비뚤어지게 된다. 그러므로 마음과 육체는 상호 연관을 맺으면서 이루어지고 있는 것이다.

마음이 원인이 되어 질병을 일으키는 경우는 먼저 마음을 바르게 하여 安心立命하게 하며, 육체가 원인이 되는 경우는 육체를 이루고 있는 五味飮食을 비롯하여 생활자세를 바르게 하고, 자연의 움직임에 순응하게 하는 것이다.

그리고 진단을 하는 경우에도 形相과 氣의 관련으로부터 顔面 · 頭髮, 눈과 귀 등의 五官器官, 혈색 · 피부의 윤택, 活氣, 음성의 질, 기침, 호흡, 脈狀, 피부의 탄력과 硬軟 등을 살펴봄으로써 오장육부를 비롯한 각 조직의 상태를 상세하게 알 수 있다.

마찬가지로 치료에 있어서도 체표에 자극을 주면 이 자극은 조직에 연계해서 체내에 전달되어 내부 조직의 기능이 활력을 되찾게 하는 것이다. 다시 말하면 체표로부터 자극을 주어 조절함으로써 치료능력을 높이게 되는 것이다.

이것은 모두 相의 육체와 氣의 활동이 서로 연관하여 전체의 체조직을 부지런히 움직이게 하고 있기 때문이다. 우리는 인체를 알기 위해서는 형태뿐만이 아니고 氣를 포함한 인간 전체를 알아야 할 필요가 있다는 것을 다시 한번 이해하여야 할 것이다.

〈강의〉 서양의학과 동양의학

강의를 시작하면서 가장 먼저 동양의학의 큰 특징으로써 「인간 전체를 알아야 한다」라는 주제를 다루어 보았습니다. 그러면서 서두에 서양의학의 문제점을 제기하였습니다. 그러나 이와 같은 것은 서로 자세하게 비교하지 않으면 그 자체를 잘 모르기 때문에 결코 무조건 「비판」만을 해서는 안 됩니다.

지금까지 서양의학이 어떠한 사고방식을 기초로 하고 있는지 한마디로 말하면 현미경 등을 사용한 해부·분석적인 방법, 즉 눈에 보이는 것만을 단위로 해서 체계를 세워 왔던 것입니다.

그 때문에 동물과 사체해부를 하고, 누가 보아도 똑같이 알 수 있는 것, 누구에게도 공통으로 갖추어져 있는 것만을 뽑아내어 그 것을 「과학적」이라고 말하고 있습니다. 생명이 있을 때만 활동할 수 있는 생리적인 힘이라든가, 각 개인의 개성에 따른 눈으로 직접 포착할 수 없는 것은 좀처럼 믿으려고 하지 않습니다.

이에 반하여 동양의학은 눈에 보이는 외형의 이면에 있는 생리작용과 정신활동을 상당히 중요시하고 있으며, 그것을 「氣」라고 총칭하고 있는 것입니다. 그러므로 눈에 보이는 「形」과 「相」은 氣에 의해서 만들어지고 그 氣의 변동에 의하여 여러 가지로 변화하고 부지런히 움직여지고 있다고 생각합니다. 이와 같이 氣와 形이라고 하는 것은 서로 힘을 모아 움직이고 협력하고 있는 것입니다.

그러므로 만들어진 형태는 그 氣와 서로 상관하며, 형태의 변화에 의해서 氣가 변화하기도 하고 반대로 氣의 변화에 의해서 형태가 변화하기도 합니다.

최근 手相과 觀相이 유행하고 있습니다만, 처음에 「참 이상하다」고 느껴졌던 사람들도 머지 않아 手相과 觀相을 통하여 성격과 운세를 아는 것은 당연하다고 생각하게 됩니다. 手相과 觀相은 형태를 보고 氣를 안다, 즉 相氣相關의 응용입니다.

여러분은 본 적도 또 볼 수도 없는 살아 있는 심장과 간장을 진단하고 치료해야만 합니다. 그리고 그 심장과 간장은 크기와 형태, 질병의 정도가 사람마다 다릅니다. 따라서 동양의학에서는 지금까지 서술해 온 것과 같은 사고방식에 기초한 지식이 없다면 진단도 치료도 불가능한 것은 아닐까요.

〈강의〉 동양의 우주생성론

동양의학에서는 왜 「氣가 形을 만든다」라고 생각할까요. 이 문제에 대하여 완전하게 대답하기 위해서는 동양의 「우주생성론」까지 파고들지 않으면 안 됩니다. 이 곳에 사고의 근본이 있기 때문입니다.

처음 이 우주에는 형태가 있는 것이라고는 아무 것도 없었으며, 冷氣—이것은 靈氣이기도 하다—밖에 존재하지 않았습니다. 우리들의 상식에서 생각해 보더라도 이 상태는 상당히 낮은 온도였을 것입니다.

그러나 이것은 나중에 별, 광물, 생물 등과 같은 만물을 만들어 낸 무언가 불가사의한 힘, 즉 눈에는 보이지 않지만 무언가 영묘한 것을 내포하고 있었다고 생각됩니다. 이것을 靈氣라고 표현할 수 있겠지요.

그 靈氣가 상당히 빠른 旋回를 시작하면서 그 선회에 의해서 열이 생겨나게 됩니다. 공기와 공기가 마찰을 할 때 열이 발생하는 것과 같습니다. 즉, 온도를 일정하게 유지하려고 냉기와 열기는 격렬하게 움직여서 바람을 일으킵니다. 우리 일상생활에서 발견할 수 있는 쉬운 예를 하나 들겠습니다. 난방으로 따뜻해진 방의 창문을 열면 안의 공기는 밖으로 나가고 밖의 차가운 냉기는 세차게 들어오는데 이때 바람이 자연적으로 생겨나게 되지요. 이때 온도차가 심하면 심할수록 기류의 변화도 심하게 됩니다. 바람이 발생하는 과정에서 냉기 속의 영묘한 元素는 뜨거워져 팽창하게 되고 결합하기 쉽게 되며, 그것이 점점 결집하여 마지막으로 냉기에 의해서 응고되어 형태를 갖추게 되는데—예를 들면 별이 되었다고 생각합니다.

현대의 우주론에서도 설명하는 표현이 다를 뿐이지 거의 이와 같은 사고방식을 가지고 있습니다. 예를 들면 이 우주라는 것은 태양계도 지구도 그리고 우리들도 열기와 냉기의 교류에 의해서 만들어졌다고 보는 것입니다. 따라서 근본을 가지고 말하자면 이 우주에는 열기와 냉기라는 二大元素밖에 없다고 생각할 수 있습니다.

나중에 다루겠지만 모든 만물은 종류와 형태가 아무리 다르다고 하여도 陰陽이라는 두 개의 氣로부터 이루어져 있고, 또한 음양으로 분류할 수 있다는 것입니다.

이와 같이 우주의 생성에 대하여 여러 가지로 생각하면 형태의 근원은 氣로부터 이루어졌다고 하는 것입니다. 그러나 일단 만들어지면 形과 氣는 서로 관련을 맺으면서 부지런히 움직이게 됩니다.

그러나 生成機轉과 현재 활기차게 활동하고 있는 것은 조금 다릅니다. 즉, 생성기전이라는 것은 먼저 氣에 의해서 형태가 만들어졌습니다만, 형태가 생긴 다음에는 氣와 形은 서로가 동등한 힘을 가지고 작용해 나갑니다. 이것은 인간에게 있어서도 마찬가지입니다. 먼저 精神—精氣라고 하는 陰氣와 神氣라고 하는 陽氣의 합한 말—에 의해서 사람의 형태가 만들어졌습니다만, 만들어진 다음의 정신과 형태는 상호 평형을 유지하면서 그 사람의 전체를 유지해 가고 있다는 것입니다.

따라서 단순히 手相에만 국한하지 않고 한 가닥의 머리카락을 보더라도 그 사람의 성질, 체질, 체력, 운세 등을 알 수 있다는 얘기도 성립할 수 있습니다. 이 정도까지 꿰뚫어볼 수 있는 재능이 있느냐 없느냐 하는 것은 별개의 문제입니다만, 알 수 있는 機構는 마련되어 있다는 것이지요.

우리들은 우주에 의해서 만들어졌습니다. 그러므로 우주의 성립과 機構를 알면 우리들을 알 수 있고 또한 이와 반대로 우리들을 알면 우주를 알 수 있습니다. 조각작품을 보더라도 그것을 만든 사람의 제작과정과 마음을 알 수 있는 것과 마찬가지입니다.

이와 같이 형태를 보고 그 깊숙한 곳에 있는 역할까지 알아 내는 방법을 익힌다면 지금까지 본 적이 없는 것도 쉽게 보게 될 수 있다는 것이지요. 실제로 여러분은 일상생활 속에서 어떤 사람의 말과 태도와 얼굴 색을 보고 그 사람의 내면을 판단하는 경우가 있지요. 저는 앞으로 여기에서 이와 같은 문제를 더욱 분석하면서 기초부터 설명해 나가겠습니다.

유능한 임상가가 되기 위해서는 정확하게 진단해야 하기 때문에 인간 전체를 간파하는 공부방법이 필요하게 됩니다. 이렇게 하기 위해서는 기초가 중요합니다. 기초가 없으면 構造物을 얻는 것은 불가능합니다. 그러므로 약간 지루할지 모르겠습니다만, 많은 시간을 들여서 동양의학의 방법론이라는 것을 말씀드리겠습니다.

〈강의〉 全機性*이란

본문에서는 그다지 다루지 않았습니다만, 인간 전체를 파악하는 문제와 밀접한 관계가 있는 것 중에서 「인체의 全機性」이라는 주제가 있습니다. 알기 쉽도록 하기 위해서 다시 한번 서양의학과 비교하면서 설명하도록 하겠습니다.

▶ 全機性이라는 것은

병의 진단에 있어서 동양의학에서는 사람마다 체력, 체질, 기질이라는 全體의 像을 달리하며, 서로 다른 病體에 病邪가 기생했다고 생각합니다. 즉, 병명이라는 것도 동양의학에서 엄밀하게 말하면 한 사람, 한 사람 모두 다르다는 것입니다. 이에 반하여 서양의학에서는 동일한 균이 증명되면 모두 같은 병명으로 해 버립니다. 이와 같은 방법은 부분에 관해서는 자세합니다만, 그 사람이 가지고 있는 전체는 볼 수 없다는 것이지요. 신체의 각 부분은 어느 정도 독립성을 가지고 있으면서 동시에 그 밑바탕에는 전체와 연결되어 있고 전체의 지배하에 놓여 있습니다. 이와 같은 관계를 「全機性」이라고 말합니다.

오른손도 왼손도 오른발도 왼발도 전부 본인 자신의 것임은 엄연한 하나의 사실입니다. 「오른손은 김씨의 것이고, 왼손은 이씨의 것」과 같은 경우는 있을 수 없습니다. 전부 본인 자신의 것이지요. 최근 서양의학에서도 이와 같은 全機的인 견해의 필요성에 대해서 의견이 잇달아 나오고 있습니다만, 아직 초보적인 단계로 근본적으로 해결할 방법이 없는 것이 현 실정입니다.

역주: *) 인간 전체의 기능성을 줄인 말로 보면 된다. 우리 나라에서는 그냥 쉽게 전체성 또는 유기능이라고 표현하기도 한다. 한자의 표현상 의미가 전달되기 때문에 원문 그대로 사용한다.

왜 그런가 하면 동서양의 기본적인 사고방식이 다르기 때문입니다. 앞에서 서술했습니다만, 서양의학의 방법에서는 눈에 보이는 것만을 해부·분석적으로 연구하는데 그 근본을 두고 있기 때문입니다.

全機性은 인체뿐만 아니고 모든 것에 다 적용할 수 있습니다. 사회를 생각해 봐도 국가는 道의 집합체이고, 道는 市의, 市는 마을과 동네의, 마을과 동네는 각 가정의 집합으로부터 이루어지고 그리고 각 가정은 한 사람, 한 사람의 독립적인 인간으로 이루어져 있는 것처럼 전체는 각 조직의 협동체가 되고 있는 것입니다. 사회의 구조와 마찬가지로 식물이나 단백질이나 작은 원자들도 모두 부분의 집합체이고 그리고 각 부분은 전체 속에서 일정한 기능을 하는 관계로 되어 있습니다.

왜 모든 것이 이렇게 되어 있는가 하면 우주라는 기구 자체가 이렇게 되어 있기 때문입니다.

우주라는 것은 음양 속에 음양이 있고, 오행 속에 오행이 있는 것처럼 음양과 오행의 多重層構造를 이루면서 하나의 우주를 만들고 있습니다. 지상의 모든 것은 우주의 활동에 의해서 만들어져 있기 때문에 모든 것은 全機性을 가진 小宇宙입니다. 인체 같은 경우는 가장 정교한 소우주라고 말할 수 있지요. 여러분은 이 소우주를 공부하지 않으면 안 됩니다.

서양의학적으로 분석하는 것도 필요하겠지만, 분석한 다음 이를 재구성하지 않으면 완전하다고 말할 수 없습니다. 그러기 위해서는 분석하기 전에 전체의 구조와 기능의 원리를 알아둘 필요가 있습니다.

그 근원을 끝없이 설명하고 있는 것이 동양의 진리입니다. 이해를 쉽게 하기 위해서 또 다른 예를 하나 들어 보겠습니다.

▶ 전신이 심장이다

심장에 관해서 서양의학에서는 胸腔內의 左下部에 위치하여 있고, 대개 하트 모양을 하고 있으며 크기는 자신의 주먹만하며 그 기능은 혈액을 내보내는 펌프작용을 한다고 설명하고 있습니다. 여러분도 이와 같이 공부해 왔을 것이라고 생각합니다.

그러나 동양의학에서의 사고방식은 다릅니다. 즉「전신이 심장이다」라고 생각하는 것입니다. 바로 이 점이 다릅니다. 그럼 왜 이렇게 생각하는 것인가 하면「혈관은 바로 심장이다」라고 하는 것입니다. 조금 전에 말한 것처럼 자신의 體幹도 자신의 것이고, 오른손과 왼손도 자신의 것이라는 너무나 당연한 얘기입니다. 마찬가지로 심장에 관해서도 심장이라는 것은 뿌리이고, 그 뿌리로부터 수많은 혈관 즉 가지와 잎을 내보내고 있다고 생각하면 되겠습니다. 실제로 혈관은 온몸의 구석구석에까지 분포되어 있습니다. 현미경이 아니면 보이지 않는 모세혈관까지 포함하면 면적으로는 심장보다 압도적으로 큽니다. 또한 기능면에서 말하더라도 심장보다 더 많은 활동을 하고 있다고 해도 과언이 아닙니다. 혈관이라는 것은 전신의 세포 하나하나에 산소와 영양분과 호르몬을 공급하기도 하고 외부의 기온에 반응하여 올라가기도 내려가기도 하여 체온조절을 하기도 하며 또한 정신적으로 긴장할 필요가 있으면 스스로 수축하여 혈압을 올려 대처하기도 합니다.

정맥혈 등은 심장의 힘이 아니고 혈관 자신의 수축운동과 혈관 주위의 근육운동에 의해서 심장으로 되돌아가는 것이기 때문에 오히려 혈관이 심장을 움직이고 있다고도 말할 수 있습니다. 그 밖에도 여러 가지 예를 들 수 있습니다.

이 같은 사실로부터 최근 어느 서양의학을 전공한 선생님은「血管이 심장이고, 심장이 말초」라고 말씀하신 것을 들은 적이 있었습니다. 훌륭한 견해라고 생각했습니다. 이렇게 보면「전신이 심장이다」 또는 「심장이 전신이다」라고 말해도 이상하지 않을 것입니다. 오히려 진실을 있는 그대로 말하고 있다고 생각합니다.

뿌리와 가지는 상호협력하면서 전신을 만들고 전신을 활기차게 하고 있습니다. 피부만을 예로 들어 보더라도 그 곳에는 심장의 가지(혈맥), 간장의 가지(근육과 신경), 신장의 가지(혈액 등의 모든 체액, 汗腺 등의 모든 구멍), 비장의 가지(肌肉), 폐장의 가지(皮毛)가 나와 있다고 동양의학에서는 생각합니다. 따라서 심장의 예와 마찬가지로 전신은 간장이고 또한 신장이라고도 말할 수 있습니다. 신체의 일부를 보고 눈에 보이지 않는 내장의 활동상태를 알기도 하고, 피부의 표면에 침을 놔서 내장의 활동을 조절할 수 있는 이유가 바로 여기에 있는 것입니다.

덧붙여 말하면 「왜 손가락은 다섯 개씩 있는가」 하는 것도 생각해 보면 다 같은 배경입니다. 손가락은 하나의 지엽인데, 그 뿌리에 다섯 개의 臟이 있기 때문에 다섯 개입니다. 이 이유를 알 수 없는 사람은 인체를 정확하게 진단하거나 치료하는 것은 힘들다고 생각합니다.

이제부터 오장이라는 뿌리는 어디서부터, 어떻게 해서 만들어져 있는가를 이해하도록 합시다. 이것은 우주자연의 활동으로 만들어져 있으며, 이 자연의 활동에는 다섯 개의 기능이 있습니다. 이것은 나중에 이야기할 「木·火·土·金·水」라고 하는 다섯 개의 기능입니다. 이 기능에 의하여 우리들 인간은 만들어져 있기 때문에 오장이 있게 되고, 이 오장을 중심으로 다섯 개의 손가락이 있게 되며, 五官이 있게 되고, 따라서 五系統이 이루어지게 됩니다.

〈강의〉 동양의 진리에 관해서

전기성이라는 테마의 마지막으로, 지금까지 단편적으로 이야기해 온 「진리」라는 것에 대해서 좀더 자세하게 설명해 보겠습니다.

▶ 「진리」의 의미

먼저 「眞理」라고 하는 글자의 의미에 대하여 하나하나 생각하도록 하겠습니다.

한자라고 하는 것은 형상이 있는데, 이 형상에는 이미 서술한 것처럼 氣가 들어가 있습니다. 이 경우 氣라고 하는 것은 일반적으로 말하는 「의미」를 뜻합니다. 그러므로 하나의 문자에는 많은 의미가 있습니다. 그 많은 의미에 대하여 요즈음 우리들은 가르침을 받고 있지 못하는 듯합니다. 따라서 요즈음 우리들은 그 많은 의미 중에서 표면적으로, 부분적으로밖에 알지 못합니다. 그럼에도 불구하고 「아! 그것은 이렇다」라는 식으로 간단하게 이해하고 넘어가 버립니다. 그것은 이해했다는 흉내만을 내고 있을 뿐이지요.

그렇기 때문에 한자라는 것은 외국어라고 생각해야만 합니다. 깊은 의미를 알지 못하면서 일본어 속에 한자가 있다고 해서 단지 한자를 일본어의 하나라고 간단하게 취급해서는 안 됩니다. 외국어라고 하면 하나하나의 단어를 조사하는 방법으로 해석해 가지 않으면 안 됩니다. 나아가서 각 문자에 관한 象形의 성립까지 조사하지 않으면 안 되는 것도 있습니다. 이 문제에 대해서는 별도로 필요에 따라 설명하기로 하고 여기서는 그 문자가 현재 실제로 사용되고 있는 여러 가지 단어로부터 진정한 의미를 이끌어 내도록 하겠습니다.

그러면 다시 「眞理」라는 글자로 되돌아가겠습니다. 먼저 「眞」

이라는 글자를 보면 이 글자가 사용되고 있는 단어로서는 「眞中, 眞正面, 眞面目, 寫眞」 등을 들 수 있습니다. 이들을 종합하면 眞에는 「중심」이라든가 「참된 것」 등의 의미가 있다는 것을 알 수 있을 것입니다. 그 다음으로 「理」라고 하는 글자는 「理由, 理屈, 論理, 理性」 등에 사용되고 있는데, 여기에는 「사물의 도리」라든가 「체계적인 사고」라는 의미가 있습니다. 이 「眞」과 「理」 두 개를 붙이면 「중심에 있는 참된 도리」라는 의미가 되겠지요. 나아가서 그것은 「대우주를 관통하는 중심적인 진리」라고 하여도 무방할 것입니다. 때때로 「心理」와 혼동하는 사람이 있습니다만, 이 심리라는 단어는 사람의 마음속에 한정된 理입니다. 이와 같은 심리에 대하여 「진리」는 우리들 인간을 비롯하여 동물, 광물, 식물 이외의 지상 모든 것에 다 같이 활동하는 우주의 理입니다.

▶ 「큰 부모」를 알다

우리들은 부모라는 양친으로부터 태어난 것처럼 생각하고 있습니다만, 사실은 천지우주라는 「큰 부모」로부터 태어났습니다. 근시안적으로 보면 부모로부터 태어났다고 생각할 수 있습니다만, 사실은 우주라는 큰 부모가 우리들 부모의 육체를 통해서 우리 인간을 만든 것입니다.

우리들 인간 스스로가 또 다른 인간을 만들었다는 따위의 착각을 해서는 안 됩니다. 우리들은 우주에 의해서 만들어졌습니다. 지구라는 것도 우주진화의 어느 단계에서 생겨났고, 식물과 인간도 이 지구의 진화단계에서 생겨났다는 것은 서양과학에서 이미 분명하게 밝히고 있습니다. 성냥을 그어서 불을 붙이는 경우에도 성냥을 그은 것은 인간의 행위입니다만, 불이 붙는 것은 우주자연의 힘이라는 것이지요.

이렇다면 우주라는 큰 부모와 그 아이인 인간은 親子관계에 있다고 할 수 있겠지요. 친자라는 것은 이 둘의 관계가 同一機構라는 것이며 이것을 옛사람들은 「天人同一」이라고 표현했습니다. 하늘과 사람은 같은 것이고 하나라는 것이지요. 이와 같은 큰 부모의 기능을 「진리」라고 할 수 있는 것이지요. 이 진리를 평면적인 사고밖에 할 수 없는 우리들을 위해서 분해하여 설명한 것이 陰陽이고 三才이며, 나아가서 五行과 易의 64卦입니다. 음양, 삼재, 오행은 우주의 진리방정식이라고도 말할 수 있지요.

이 진리가 바탕이 되어 인간과 사회와 지상의 모든 것들이 이루어져 있다고 생각할 수 있습니다. 그렇기 때문에 물리학을 비롯하여 화학과 법률, 경제학 등 모든 학문은 이 <진리>의 여러 방면에 대한 하나의 표현방법을 연구한다고 하여도 지나치지 않을 것입니다. 이들 학문성과에 대하여 우리 인간들은 마치 우리들이 발견한 것처럼 말하고 있습니다만, 원래 존재하고 있는 것을 단지 우리 자신들이 처음으로 알았다는 사실뿐이지요.

원자와 광물과 식물, 또는 사회구조라든가 기능 등의 모든 것을 깊이 연구해 가면 둘로 분해할 수도 있고, 또한 다섯 개의 기능으로 이루어져 있다는 것을 알 수 있을 것입니다. 진리를 이해할 수 있으면 모든 것을 자유자재로 유추하여 생각할 수 있습니다. 모든 것은 변화방법의 차이에 따라 서로 다른 형태를 하고 있을 뿐입니다.

요컨대 같은 태양광선을 받더라도 한쪽은 인간이 되고, 또 다른 한쪽은 식물이 되고, 또 한쪽은 광물이 되는 것입니다. 똑같은 기능에 의해서 다른 형태가 만들어지는 것입니다. 이 같은 기능을 「진리」라고 말합니다.

옳은가 옳지 않은가 하는 것도 우주진리에 기초를 하는가 그렇지 않은가 하는 차원의 문제입니다. 올바른 행동, 올바른 생활, 올바른 학설, 올바른 법률, 올바른 치료라고 말할 수 있는 것은 이들 모두가 우주진리에 바탕을 두고 있어야만 합니다.

▶ 진리를 배우기 위해서

마지막으로 말씀드리고자 하는 것은 동양의 진리가 모두 그러합니다만, 十의 능력밖에 가지고 있지 않다면 그 사람에게는 十의 능력밖에 알 수 없도록 되어 있습니다. 百의 능력을 가진 사람이라면 같은 사물을 보아도 정확하게 百을 알 수 있도록 되어 있습니다. 千의 능력을 가진 사람이 보면 千까지 알 수 있습니다. 키가 작은 어린이는 자신의 주위밖에 볼 수 없습니다만, 키가 큰 사람은 먼 곳까지 내다볼 수 있는 것과 같습니다. 진리는 그 사람의 능력에 따라 달리 나타납니다.

그러므로 지금부터 동양의 진리를 배우려는 사람은 오히려 지금까지 가지고 있는 자신의 지식을 버리고 머리를 텅 빈 상태로 한 다음 공부를 하는 것이 더 좋습니다. 속이 비어 있는 컵은 무언가 들어 있는 컵보다 더 많은 것을 넣을 수 있기 때문입니다. 또한 모르는 것이 나오더라도 버리지 말고 가지고 있어 주십시오. 반드시 이해될 때가 올 것입니다.

2. 命 · 相 · 卜 · 仙 · 醫의 五術은 하나의 道다

옛 선인들은 인간을 알고 하늘에 순응하면서 보다 잘살기 위해서 五術을 습득하였다. 그리하여 命 · 相 · 卜 · 仙 · 醫의 학문을 설명하고 術을 실시하였다.

命 · 相 · 卜 · 仙 · 醫라는 학문은 우리들을 창조한 天과 地의 文인 天文, 地文을 본받고 나아가 人文을 깨달아서 사람으로서 살아가는 바른 길을 설명하고 있다.

▶ 命學이라는 것은

命學이라는 것은 天道를 통하여 각 개인의 역량과 개성을 아는 것이다. 다시 말하면 천문학이고 天文의 별의 움직임으로 사람의 生命力을 미루어 짐작하는 것이다.

예를 들면 오장 중에 폐장의 기능이 다른 장기보다 강한 체질의 사람은 그 性質이 剛健하고 실행력이 풍부하며 노력하는 것을 싫어하지 않는다. 45세 정도까지는 몸과 마음이 모두 고생이 많고 장애도 있지만, 晩年이 됨에 따라 운세는 호조를 보인다고 여겨지고 있다. 이와 같이 命學이라는 것은 심신의 결점, 장점, 세월에 따른 길흉 등을 명확하게 내다볼 수 있는 학술이다.

환자를 치료하는 경우에도 선천적인 힘과 후천적 생활에 의하여 일어나고 있는 과정을 알지 못하고 현재 나타나고 있는 병의 증상만을 본다면 정확한 판단을 내릴 수 없다. 혹시 命力을 알 수 있다면 현재 나타나는 병의 증상과 맞추어서 진단하는 것이 가능해지며 또한 치료도 가능하게 된다. 현재 命學으로서 연구되고 있는 대표적인 학문은 서양의 점성술, 동양의 四柱推命學이다. 이것은 命을 짐작하는 천문술이다.

▶ 相學이라는 것은

相學이라는 것은 형태를 보고 그 형태를 만들고 있는 氣, 그 형태가 본래 가지고 있는 氣質을 아는 학술로서 운명학에서는 주로 人相·手相·體相·家相·墓相·色相·形態相·印象·姓名判斷 등이 일반적으로 사용되고 있다.

일상생활에서 이런 학술을 알고 있으면 「나를 알고 적을 알면 백전백승한다」라는 손자병법의 말처럼 자신의 역량을 알면서 적의 힘을 알 수 있어 어느 정도 경쟁우위에 설 수 있게 된다. 즉 人相과 手相, 體相 등의 形相으로부터 현재의 체력, 정신력, 개성을 알 수 있으면 부딪히는 모든 것에 대응하여 정확하게 판단하는 것이 가능해진다.

예를 들면 귀가 작고 얇은 사람은 腎氣가 약하다. 따라서 밤늦게까지 깨어 있거나 혹은 차가운 것을 많이 마시거나 단것을 좋아하면 약한 신장을 더욱 상하게 하여 腎系統의 병을 일으키기 쉽다. 또한 얼굴을 비롯하여 피부면에 나타나는 氣血의 色으로도 현재의 병세를 알 수 있다. 이와 같이 相學에서는 환자가 아무 말을 하지 않고 있어도 안면의 형상과 기혈의 색, 활기 등으로 환자의 성질, 체질까지 읽어 낼 수 있다. 여기서는 人相만을 예로 들었지만 옛 선인들은 지상의 모든 사물을 간파할 수 있도록 진리를 만들어 놓았다.

▶ 卜學이라는 것은

卜學은 命學과 마찬가지로 天文으로부터 발하는 대기작용을 비롯하여 사물의 생성진리를 이해하기 쉽게 象形化한 것인데, 여기에 대하여 易經經文에서 상세하게 서술하고 있다.

인체의 生成機序를 보면 난소에서 배란된 난자가 나팔관 안에서 정자를 수정하면 그 순간부터 2로 분열되고 그것이 다음에 4로, 나아가서 8개, 16개, 32개, 64개로 차례차례 분열되면서 나팔관을 내려가 6分解, 즉 64 분열한 시점에서 자궁체에 착상한다.

이 상태는 易의 64괘의 생성순서와 완전히 일치하며 또한 서양의학에서의 「생물을 생성하는 원자는 64개」라는 학설과도 일치한다.

이것은 天文의 기능이 우리들에게 64氣의 기능을 부여하고 있다는 증거이며 易의 64象은 천지의 진리를 푸는 열쇠라는 것을 잘 알 수 있다. 옛사람들이 「고전을 알려면 먼저 易을 알고, 그 다음에 고전을 읽어야 한다」고 강조하였는데, 마음속 깊이 새겨둘 말이다.

▶ 仙道라는 것은

仙道라는 것은 대자연에 순응동화하면서 심신을 건강하게 하고 인생을 보다 잘 살기 위한 길로서 양생법, 건강법을 말한다.

현대에서는 양생술, 신선술, 도가사상이라는 세 개의 기둥을 중심으로 이끌어 가고 있다. 예로부터 중국에서 발달한 것은 양생술인데 여기에는 導引法, 服氣法, 辟穀法, 食餌法, 房中法 등이 있다.

神仙術은 永生不死를 목적으로 한 것으로 巫術, 呪術, 不老長壽藥의 제조 등 長生方策을 전수해 주고 있다.

도가사상은 노자, 장자, 열자, 淮南子 등의 사상가가 풀이한 處生哲學이다. 본래의 仙道는 자연체와 동체가 되어 天食, 地食, 人食을 완전히 소화흡수하여 하늘이 준 수명을 다하기 위한 것이라고 설명하고 있다.

참된 醫道를 얻고 확립하는 데에는 앞에서 서술한 命學, 相學, 卜學, 仙學을 기초로 하여 그 위에 의술을 활용하는 것이 필요하다. 다섯 손가락에 해당하는 이 五道의 진리는 하나이므로 한 손가락을 사용할 때 나머지 네 손가락 힘이 필요한 것과 마찬가지로 의술 하나를 위해서 나머지들도 함께 배워야 할 것이다.

〈강의〉 五術의 활용법

앞에서 五術이라는 것은 우주천문의 사고방식, 기능이라고 설명했습니다. 그러면 이번에는 그 기능에 따라 우리들은 어떠한 처방을 하면 좋을까 하는 것을 공부하도록 하겠습니다.

이 경우 하나의 방정식이라고 할까, 분류학이 필요하게 됩니다. 이것은 우리들이 식사를 할 때 숟가락, 젓가락 등의 준비가 먼저 필요한 것과 같습니다.

▶ 五術은 진리탐구의 길

하나의 진리를 탐구해 갈 때 어떤 면으로부터 시작하고, 어떻게 진행시키면 좋은가에 대해서 다섯 개의 설명하는 방법이 있는데, 이것이 즉 命·相·卜·仙·醫의 五術입니다. 이 五術은 다른 모든 분야를 연구해 갈 때도 활용할 수 있으며, 하나의 術로서 행하더라도 많은 도움이 됩니다. 어쨌든 하나의 진리로 성립되어 있기 때문에 하나를 알면 전체를 알 수 있고, 또한 하나를 알기 위해서는 여러 면에서 알아 갈 필요가 있습니다. 그 가운데 가장 알기 쉬운 길, 사용하기 쉬운 방법을 설명하는 것이 바로 五術이라는 것입니다.

우리들 인간에게는 손가락이 다섯 개 있듯이, 우주도 다섯 개의 기능을 갖추고 있음을 이미 앞에서 이야기했습니다. 이와 같이 우리 인간에게는 팔 하나의 끝에 다섯 개의 손가락으로 나누어져 있습니다.

무엇을 하든지 간에 손가락 하나만으로는 자유스럽지 못합니다. 손가락으로서의 기능을 다하기 위해서는 적어도 두 개는 필요하며, 세 개라면 충분하고 다섯 개 있으면 완벽하여 무엇이든지 할 수 있습니다. 이것과 똑같이 결국 진리는 하나인 것입니다.

의료에서 사람의 병을 고친다고 하는 목적은 어떤 면을 보더라도 똑같습니다. 그 목적을 달성시키기 위해서 「어떻게 하면 좋을까」라는 방법을 찾지 않으면 안 됩니다.

먼저, 그 사람의 체질·체력을 알아서 그 사람 자체를 아는 것입니다. 그것을 알았으면 이번에는 어떠한 치료방법을 취할 것인가가 문제입니다.

사람의 체력, 체질을 비롯하여 그 사람 자체를 알고 나면 비로소 「어떻게 할 것인가」를 알아야 됩니다. 부족한 것이 있으면 보충해 주고, 지나친 것이 있으면 빼 주면 됩니다. 요컨대 치료는 일

차적으로 적절한 補法, 瀉法에 달려 있는 것입니다.

어린아이의 양육에 관해서도 똑같이 말할 수 있습니다. 예를 들면 아이의 여러 행동에 대해서 어떠한 경우에 칭찬해 주고, 어떠한 경우에 야단을 칠 것인가 하는 문제입니다. 야단을 친다는 행위에는 「제압한다」라든가 「제한하다」 등의 의미가 포함되어 있고, 칭찬하는 것에는 「해방시켜 자유롭게 만든다」라든가 「高揚시킨다」와 같은 의미가 포함되어 있습니다.

아이를 향한 어른들의 대응방법은 여러 가지입니다만, 어떠한 때에 칭찬을 하고, 어떠한 때에 야단을 쳐야 할지는 상식으로만 판단할 일이 아닙니다. 먼저 아이의 본질을 파악하는 것이 중요한데, 이것을 알지 못하고 일률적으로 칭찬을 하거나 야단을 치면 역효과를 초래하게 됩니다.

사람의 본질을 파악한다는 것은 의료에서 말하면 체질, 체력을 아는 것이고 인간성 면으로 말하면 성질을 아는 것입니다. 그리고 아무 것에나 공통으로 응용할 수 있는 것이 「진리」입니다.

▶ 命學이라는 것은 「命을 옮기는」 방법

命學에 관해서 앞에서 간단히 설명했습니다만, 좀더 알기 쉽게 설명해 둡시다.

「命」이라는 것은 생명입니다. 다시 말하면 자신입니다. 우리 자신은 태어나서 죽을 때까지 생활을 한다—그 태어나서 죽을 때까지의 사이를 「인생」 혹은 「일생」이라고 말합니다만, 좋아하고 싫어함에 상관 없이 태어나서 죽음이라는 방향으로 향해서 나아갈 수밖에 없습니다. 이것은 하나의 숙명입니다.

우리들이 남자로 태어났건 여자로 태어났건 이 모두는 하나의 숙명입니다. 그런데 태어나서 죽을 때까지 시간이 흐름에 따라 우리들은 무언가에 의해 자신을 움직이지 않으면 안 됩니다.

태어나서 죽음에 이르는 길은 모두 같은 방향입니다. 그러나 그곳에는 여러 가지 길이 있습니다. 어느 길을 가면 좋을 것인가 하는 것이 「운명」입니다. 다시 말해서 목숨을 전개한다—일반적으로 말하고 있는 운명입니다.

똑같은 길에도 언덕길, 평탄한 길, 자갈길, 포장길 등 여러 종류가 있습니다. 단, 방향은 하나입니다. 그 중 어느 길을 갈 것인가—그것은 자신의 소질과 체력을 제외하고서는 생각할 수 없습니다. 그러기 위해서는 자신을 알아야만 합니다. 자신의 정해진 命이라는 것을 알지 못하고 길을 나아갈 수는 없습니다.

그런데 실제로는 나 자신의 의지와 관계없이 나아가고 있기 때문에 이상해지는 것입니다. 자동차로 말하면 차체의 크기, 엔진의 성능 등을 알지 못하고 운전하고 있는 것과 같은 것입니다. 여러분의 대부분은 운전을 할 자격도 없는데 무의식적으로 무면허 운전을 하고 있는 것입니다. 오히려 알기 때문에 어렵게 생각할는지는 모르겠습니다만, 소우주인 여러분은 좋든 싫든 간에 이 이치를 알지 않으면 안 되는 것입니다.

자동차에 대해서 알지 못하면 정비할 수 없듯이 인간을 알지 못하고서는 인간 정비, 운명의 정비사는 될 수 없습니다. 역시 命이라는 것을 알지 못하면 그 사람 자체를 알 수 없는 것입니다.

命이라는 것은 우주천문의 힘에 의해서 만들어진 하나의 표시입니다. 표시를 보면 만들어진 과정, 그 자체의 성질, 체질을 알 수 있게 됩니다. 이것이 「命學」입니다. 그렇기 때문에 命學이라는 것은 어떤 한 사람이 선천적으로 부여받은 질(質)과 힘(力) 같은 것을 아는 방도라고 말할 수 있습니다.

그리고 命學에서는 태어나서 죽을 때까지 어떤 방법으로 가야 할 것인지도 대개 나타나 있습니다.

요컨대 여러분은 인간에게 있어서 질, 힘이라는 것을 모르고서는 그 사람을 치료할 수 없습니다.

물론 그것을 아는 방법에는 여러 가지 차이점이 있습니다만, 깊이가 있으면 있을수록 그 사람의 힘과 질을 잘 알 수 있게 되고 치료도 자유자재로 할 수 있습니다. 단지 인간을 형태상으로만 알고 있는 것과 본질로부터 알고 있다는 것은 전혀 다릅니다. 치료를 하는 사람으로서 해부학과 생리학을 공부하는 것은 상식입니다. 여기에서 말하는 것은 이러한 상식이 아니고 인간 개개인의 성장과정을 알아야 한다는 것입니다. 개개인의 인간에 관하여 기본생성을 안다는 것과 눈앞의 완성된 형태와 생리만을 안다는 것은 상당히 큰 차이가 있습니다.

▶ 四柱推命學과 占星術

현재 일반적으로 운명학을 다루고 있는 곳은 서양에서의 점성술, 동양에서의 사주추명학 정도입니다. 사주추명학이라는 것은 네 개의 기둥, 즉 年・月・日・時에 관한 것입니다. 이 네 개의 기둥에 공통되는 것은 「시간」입니다. 요컨대 이 네 개는 모두 시간을 재는 부호입니다.

별의 위치를 아는 것이 시간입니다. 시간에 따라서 태양을 중심으로 한 별의 길항관계는 달라지게 됩니다. 좀더 구체적으로 알기 쉽게 설명하면 여러분 각자 한 사람, 한 사람은 전부 별의 위치가 다른 곳에서 태어났으며 서로 다른 引力관계에서 생겨났다는 것입니다.

한눈에 남자와 여자라는 것은 알 수 있습니다. 그러나 이것은 겉모습만 본 것뿐입니다. 좀더 자세히 살펴보면 남자는 남자대로, 여자는 여자대로 모두 다르다는 것을 알 수 있습니다. 이것과 같습니다. 깊이가 있으면 있을수록 전부 다르다는 것을 이해할 수 있습니다. 겉으로 얼핏 보면 전부 똑같이 보입니다. 그렇기 때문에 필요에 따라 훨씬 섬세한 부분까지 보아야 하며, 또는 폭넓게 보도록 적절한 사용방법을 구사하지 않으면 안 됩니다. 그러기 위해서는 미리 많은 지혜를 갖추고 있지 않으면 안 됩니다.

그러므로 이 사주추명학이라는 것은 우주천문학임을 알 수 있습니다. 즉, 시간개념이라는 것이지요.

우주의 시간은 계속해서 순환하고 있으며, 결코 한순간도 멈추어 질 수가 없습니다. 우리가 말하는 시간이라는 것은 우리들이 순간적으로 멈춘 개념으로 생각하는 것입니다. 일시적으로 멈추게 한 것이 시간이라는 것이지요. 이렇게 하지 않으면 우리들은 시간이라는 것을 알 수가 없습니다.

왜냐하면 지금 11시 16분을 가리키고 있다고 합시다. 그러나 이 시각은 바로 지나가 버립니다. 시간은 빨리빨리 지나가고 우주는 늘 빙글빙글 돌고 있습니다. 그것을 정지시켜 생각하는 것이 시간개념이지요. 이러한 면에서 생각하면 우주의 인력관계는 전부 다르다는 것을 알 수 있습니다. 시간이라는 것은 전부 다른 기능을 가지고 있습니다. 같은 유형의 기능을 가지면서 전부 다르다는 것입니다. 요컨대 오늘 11시 17분이라는 시간은 내일 또 오는 11시 17분과는 전혀 다른 것입니다. 그렇기 때문에 인간이라는 같은 형태를 하고 있어도 우리들은 전부 다르다는 것입니다.

시간이라는 것은 우주활동을 나타내는 하나의 상징입니다. 옛날 사람들은 이 상징으로 모든 것을 추측 고찰하는 방정식을 만들었는데 이것이 命學입니다.

서양에서는 점성술이라고 해서 천문을 중심으로 하고 있습니다. 자신이 있는 위치를 정하고 이 위치로부터 宇宙流轉을 계산하여 천문과 자신과의 관계를 계산합니다.

현재 일반적으로 유포되고 있는 점성술은 지엽적인 설명에 지나지 않으며, 사실은 상당히 어렵게 되어 있습니다. 정말로 천문으로부터 헤아려 계산하고 별을 찾아내어 점을 치는 사람은 서양에도 그렇게 많지 않다고 합니다.

일반 서적에 나와 있는 서양 점성술을 보고 「아! 이것이 선생님이 말한 것이구나」라고 오해하지 말아 주십시오. 그것은 어디까지나 일반인들이 알아들을 수 있도록 가볍게 씌어진 것들입니다.

내가 말하는 것은 이러한 것이 아니고 보다 정확한 천문학으로부터 계산된 기능을 말합니다. 이것이 진정한 命學이라는 것이지요. 물론 일반적으로 시중에 나와 있는 것들이 전부 잘못되어 있다고는 말할 수 없습니다. 제 개인생각으로는 왜곡된 부분이 많기 때문에 주의할 필요가 있다고 하는 것이지요.

▶ 형태를 보고 「氣」를 안다

다음으로 相學에 관해서 이야기해 보겠습니다.

相이라는 것은 「모양(象)」이라는 것입니다. 形, 요컨대 눈에 보이는 것입니다. 물론 기능이라는 것은 눈에는 전혀 보이지 않습니다. 그러나 氣라는 것은 눈에는 보이지 않습니다만, 氣가 변한 것은 보입니다. 다시 말해 氣가 변해서 형태를 이루고 있는 것은 보입니다.

形이라는 것은 氣로부터 이루어져 있습니다. 氣와 形이라는 것은 상관관계에 놓여 있다고 앞에서 이야기했습니다만, 이 관계를 「相氣關係」라고 이름할 수 있겠지요. 形과 氣는 서로 관련을 맺고 있다는 것입니다. 그러므로 눈에 보이는 형태를 보면 그 형태를 만든 기능을 알 수 있습니다. 人相을 보면 그 사람의 성질, 체질, 체력 들을 알 수 있다는 것이지요. 바람은 눈에 보이지 않습니다만, 나뭇잎이 흔들려 움직이는 모습을 보고 바람의 실체를 알 수 있습니다. 바람이 부는 상태, 風力이라고 하는 것은 나뭇잎이 흔들리는 모습을 보고 알 수 있는 것입니다.

따라서 어떠한 것이라도 만들어진 기능과 생리를 보면 알 수 있습니다. 人相과 手相으로 그 사람을 알 수 있는 것도 당연합니다.

이것이 相學입니다. 이런 의미에서 命學을 모르더라도 相學만 알면 그 사람의 모든 것을 알 수 있습니다. 命學과 相學 모두를 알면 더할 수 없이 좋습니다만. 왜냐하면 命學은 중심에서 밖으로 향하여 만들어진 기능이고, 相學은 밖에서 안을 보려고 하는 것이기 때문입니다. 이해하기 쉽도록 설명하면 命學이라는 것은 氣의 활동으로 만들어져 가는 과정이고, 그것이 형태로 된 것은 相이라고 말할 수 있습니다. 그렇기 때문에 양쪽을 다 함께 살펴 가면 훨씬 더 잘 알 수 있습니다. 완성된 작품과 제조과정을 알면 잘 이해할 수 있는 것과 마찬가지이지요.

여러분들도 지금부터 형태를 볼 때는 어떠한 마음(心)을 가지고 있는가를 살피도록 훈련할 필요가 있습니다. 그러기 위해서는 人相이나 手相 등의 책을 읽고 미리 공부를 해 두는 것도 중요할 것입니다.

동양의학에서 말하는 「望診」이라는 것이 相學에 해당합니다만, 相學의 전문가로부터 보면 내용이 아직 깊이가 없고 초보수준에서 한 발 내디딘 정도에 불과한 것이 현 실정입니다. 훨씬 더 깊이 연구하지 않으면 안 되는 분야 중의 한 부분이지요.

▶ 卜은 천문으로부터 이루어진다

「卜」이라는 것은 점이라는 뜻입니다. 점이라고 하면 알아맞힐까 그렇지 않을까를 생각하기 쉽습니다만, 단순히 이러한 것만은 아닙니다. 점은 논리정연한 것입니다. 즉 天文과 天文으로 생성된 地文, 이 천문과 지문의 두 가지로부터 성립되어 있는 人文을 알기 위한 것입니다.

여기에서 「文」이라는 것은 보통 사용하는 말로는 「여러 가지로 짜여진 무늬」라는 뜻으로 사용되지요. 무늬라는 것은 여러 가지가 가늘게 겹쳐져서 복잡하게 만들어져 있는 것이고 「綾」과 같은 의미입니다. 그렇기 때문에 「天文」은 복잡한 하늘의 움직임이라고 할 수 있지요. 그리고 「人文」은 복잡한 氣의 활동으로 만들어져 있는 복잡한 우리들 자신을 가리킵니다. 이러한 人文을 먼저 알고 싶어하는 것이 우리들 인간의 본성입니다. 우리들은 자신을 알고 싶어하기 때문입니다. 또한 어떻게 살아 가면 좋은가를 알고 싶어 합니다.

人文을 알기 위해서는 우리들을 만들어 준 근본인 天文, 地文을 이해하지 않으면 안 됩니다. 天文, 地文을 우리들에게 알기 쉽도록 논리정연하게 이해시켜 주고 있는 것이 「易經」입니다. 역경은 천문학을 풀어 가는 하나의 열쇠가 됩니다. 천문과 인문을 연결하는 하나의 열쇠입니다. 점을 배우는 사람이 맨 처음 읽어야 할 책이 바로 『역경』입니다. 역경을 이해하게 되면 보통사람에게 보이지 않는 사실도 여러 가지 보이기 시작합니다. 앞으로 일어날 일을 꿰뚫어볼 수도 있습니다. 즉 일어나지 않은 앞날을 예견하는 것인데, 이것을 흔히 점이라고 하는 것입니다.

어린이는 키가 작기 때문에 작은 범위밖에 볼 수 없습니다만, 키가 큰 사람은 작은 아이가 볼 수 없는 곳까지 볼 수 있습니다. 이것과 마찬가지입니다. 이것은 정신력, 능력의 크고 작음을 말하는 것이지, 몸의 크기를 말하는 것은 아닙니다. 眼力입니다. 이 힘이 크고 높으면 높을수록 꿰뚫어보는 힘은 커지게 되는 것입니다. 이 힘이 예견이고 바로 점이라는 것이지요.

우주의 회전이라는 것은 똑같은 움직임을 하고 있지만 시시각각 다르기 때문에 예견할 수 있습니다. 비슷하지만 엄밀하게는 다르다는 것이지요. 지금 제 얘기가 상당히 어렵기 때문에 이해할 수 있는 사람이 그다지 많지 않을 것이라고 생각합니다만, 동양의 진리를 알 수 있으면 모든 것을 알 수 있게 되리라고 믿습니다. 우주진리를 알아 가면 알아 갈수록 자신이 높은 곳에서 사물을 볼 수 있다는 것을 깨닫게 됩니다. 이와 같은 진리를 알기 쉽게 풀이하고 있는 것이 易經입니다. 이것이 여기에서 말하는 「卜」입니다.

구체적으로 어떤 식으로 사용되고 있는가 하면 어떤 사람의 命으로서 타고난 성질, 체질, 체력을 알 수 있는 것입니다. 相으로 현재의 체질, 체력, 성질을 알 수 있다는 것이지요. 그리고 「이와 같은 병의 증상이 나타나게 된 과정에는 이러한 생활을 한 탓이겠지」라고 하는 시간의 운행을 알 수 있게 되는데 이것이 卜입니다. 질과 힘 두 가지가 어떻게 변화한 것인지 알 수 있는 것이지요.

質을 알면 그 質에다가 앞으로 무엇이 덧붙여지는가에 따라 質이 변화되어 갑니다. A의 힘이 봄에 더하여지는 경우와 B의 힘이 봄에 더하여지는 경우는 다르지요. 본질을 중심으로 언제, 무엇을 덧붙이면 좋은가를 알 수 있습니다. 또한 A가 더하여진 경우와 B가 더하여진 경우에 그 결과의 차이도 알 수 있습니다. 그 역으로 결과의 차이를 알면 A가 더하여진 것인지 B가 더하여진 것인지도 저절로 알 수 있습니다. 이것도 하나의 卜이자 진리입니다.

시간의 흐름, 우주의 흐름(시간이라는 것은 우주의 변화이다)을 내다볼 수 있는 것입니다. 모든 天과 人과의 상생상극관계, 요컨대 하늘이 도와 주는 것처럼 우리들이 순응하고 있는 것인지, 아니면 하늘로부터 害를 받고 있는 것처럼 반역하고 있는 것인지를 알 수 있게 됩니다.

자연의 활동을 예로 들면 태양과 함께 생활하지 않으면 안 되므로 밤에는 자도록 되어 있습니다. 그런데 밤에 일어나거나 또는 밤에 무언가를 먹기라도 한다면 낮 동안 활동하였을 오장이 밤에 또 혹사당하는 결과가 됩니다. 우리들의 몸은 방위하는 힘을 가지고 있기 때문에 한두 번은 잘 얼버무려 넘어갈 수 있습니다만, 매일 밤 이러한 생활을 하고 있으면 자연을 거역하게 되는 것이지요. 자연을 거역하고 있는 것인지, 순응하고 있는 것인지는 기본을 알지 못하면 이러한 「順逆」은 이해할 수 없습니다. 이것이 진리입니다. 卜이라는 것도 이와 같은 천문의 진리를 알기 위한 것입니다.

젊었을 때라든가 運氣가 좋을 때, 또는 사람의 기세가 상승세를 타고 있을 때에는 다소 무리를 하더라도 겉으로 드러나지 않고 지나갑니다. 그러나 운기가 쇠퇴하거나 체력이 약해졌을 때에는 한꺼번에 드러나게 됩니다.

어떤 사람이 기세가 좋을 때는 주위의 사람들이 거의 거역하지 않습니다. 다소 불만이 있더라도 입 밖으로 말하지 않을 것입니다. 그런데 그 사람이 무언가 실패를 하거나 기세가 기울어졌을 때에는 지금까지 아무 말 않고 있던 사람들이 이것저것 시끄럽게 떠들어 대기 시작합니다. 이것이 우리들 인간의 세태이지요. 이것은 우주에 그러한 기능이 있기 때문입니다. 이렇기 때문에 우리들도 똑같은 행동을 하게 되는 것이지요.

이와 같이 자신을 도와 주는 기능이 작용하고 있을 때와 자신을 도와 주지 않는 기가 작용하고 있을 때는 각각 다릅니다. 이것을 우리들은 運, 不運이라고 하고 있지요. 이것은 인간관계에만 국한하지 않고 모든 경우에 다 해당합니다. 다시 말해서 인간관계에 있는 것은 우주에 모두 있다고 하는 것입니다. 하늘과 사람은 동일합니다. 따라서 이러한 것을 똑똑히 보지 않으면 안 됩니다. 정확히 보기 위해서는 진리라는 질서를 알아야만 합니다. 무엇이 좋고 무엇이 나쁜지를 알아야 할 필요가 있습니다. 卜을 해 보면 이러한 것을 알 수 있게 됩니다.

결혼도 그렇습니다. 남자와 여자는 서로 다른 機構로 되어 있기 때문에 남자는 여자를, 여자는 남자를 그리워하는 자연의 원리가 작용하게 됩니다. 음과 양이 결합하여 모든 것이 성립되기 때문이지요.

만약 그렇지 않은 사람이 있다면 정상이 아니지요. 그러므로 남자와 여자가 같이 있으면 당연히 서로 끌리게 되는 것이 원리입니다. 그러나 좁고 좁은 자신의 눈앞과 주위에서 연애상대를 얻었을 때 대부분의 사람들은 최고의 보물을 얻은 것처럼 믿습니다만, 그 이후 두 사람의 관계가 좀처럼 잘 진행되지 않는 경우도 볼 수 있습니다.

왜냐하면 인간관계에도 서로 상처를 주는 관계와 서로 도움을 주는 관계가 있기 때문입니다. 만약 서로 도움을 주는 관계의 사람이 눈앞에 있으면 그 사람은 운이 좋은 것입니다. 그런데 우리에게는 이와는 달리 서로 도움을 주는 관계에 있는 사람이 그렇게 많지 않습니다. 이와 반대로 서로 상처를 주는 사람이 오히려 많이 있습니다. 그리고 상처를 입히는 방법도 여러 가지가 있습니다. 그러나 심하게 상처를 입히는 경우는 바로 알 수 있습니다만 독이 적은 경우는 조금 먹더라도 곧바로 반응은 나타나지 않는 것과 마찬가지로 잘 어울리지 않는 경우 또는 약간 어울리지 않는다고 할 때에도 이 사실이 좀처럼 드러나지 않습니다. 그러나 3년, 4년, 5년을 함께 살다 보면 점점 눈에 띄게 됩니다.

이와 같은 문제는 결혼에 국한하지 않고 모든 인간관계에서도 똑같이 일어납니다. 그래서 이혼문제가 생겨나는 것이지요. 이혼문제가 발생했다면 그러한 작용이 있다는 증거입니다. 그렇기 때문에 이러한 것을 알기 위해서는 진리를 모르면 안 됩니다. 무엇이 좋고 무엇이 나쁜 것인지, 무엇과 무엇이 어울리고 무엇과 무엇이 어울리지 않는지를 알지 못하면 이러한 것은 알 수 없습니다. 이것을 설명하고 있는 것이 卜입니다.

▶ 仙道라는 것은 자연에 순응하는 방법

仙道는 양생법을 중심으로 설명하는 것입니다. 요컨대 우리들이 대기와 자연에 어떻게 순응하여 하나가 되어 가는가를 설명하는 것입니다. 어떤 방법으로 살아야 자연에 순응하는가 하는 長壽法입니다. 호흡방법(예를 들면 복식호흡)과 걷는 방법 등 양생법에는 여러 가지가 포함됩니다.

양생이라고 하면 육체만을 지칭하는 것처럼 생각하기 쉽습니다만, 정신에도 해당합니다. 심신 양쪽에 양생이 있고 그 안에는 좌선과 같은 여러 가지 정신수양방법이 있습니다. 이들을 모두 포함한 것이 仙道입니다. 오늘날 요가의 사고방식과 같습니다.

▶ 五指一體가 되는 醫

醫라는 것은 지금부터 여러분이 공부해 가야 할 분야입니다. 이 醫는 五術 즉 다섯 손가락 가운데의 하나에 해당하기 때문에 다른 네 손가락 즉 命·相·卜·仙의 기초적인 사고방식을 근거로 하지 않으면 다섯 손가락이 하나가 되는 완전한 의학을 배울 수 없습니다.

命·相·卜·仙은 의학을 공부하기 위한 기초지식으로서도 필요합니다만, 치료면에서도 중요한 역할을 하고 있습니다. 예를 들면 命의 경우에 어떤 사람의 선천성 즉, 타고난 체력·체질·성질 등을 알 수 있기 때문에 진단을 확실하게 할 수 있습니다. 임상에서 사용하는 경락경혈, 자극량, 나아가서 질병예후 등을 내다볼 수 있게 합니다.

相의 경우는 望診으로서 현재의 체력상태, 체질, 성질 등을 명료하게 꿰뚫어볼 수 있는 것 이외에도 先天과의 비교에서 병의 輕重을 알 수 있고 예후경과도 알 수 있게 합니다.

卜의 경우는 춘하추동, 24시간의 자연율동에 의하여 선천적인 힘, 후천적인 힘의 성쇠(氣의 이동)를 알 수 있습니다. 발병의 원인, 경과, 예후 등을 마음대로 꿰뚫어볼 수 있게 합니다.

仙은 자연에 맞춘 올바른 생활을 알 수 있게 합니다. 예방과 병의 예후 같은 양생법 그리고 건강촉진법으로서 많이 필요하게 됩니다.

이상에서 알 수 있듯이 命·相·卜·仙을 배경으로 하여 의술을 해 가면 보다 완벽하게 될 것입니다.

여기에서 조금 더 동양의학의 음양적 입장을 이야기해 봅시다.

동양의학은 원래 서양에서 말하는 내과를 중심으로 발전해 왔습니다. 이에 반하여 외과적으로 우수하고 뛰어난 것이 서양의학입니다. 그렇기 때문에 이 책에서 설명하는 진리의학을 기초로 하고 외과적으로 우수한 서양의학을 합하여 응용해 간다면 정말로 음양이 완전한 의학이 된다고 할 수 있겠지요. 지금부터의 의학은 동양의 진리의학과 서양의 전자의학이 합류된 즉, 뿌리와 잎이 하나가 되어 나아갈 것이라고 생각됩니다. 이것이 바로 「第三의 醫學」인 것입니다.

제 2 장 우주의 법칙

1. 윤회의 세계

우리들은 지구상에 살고 있지만 이 지구는 스스로 자전하면서 태양을 중심으로 공전하고 있다. 시야를 더욱 크게 넓혀서 보면 태양 자체도 자전하면서 열두 개의 별과 함께 은하계의 우주를 공전하고 있고, 은하계의 별자리도 또한 각각 자전하면서 광대한 우주를 대공전하고 있다. 이와 같이 우주는 윤회에 의해서 활동하고 있고, 우리들도 이 윤회에 의해서 생성되었다.

대우주는 차치하더라도 직접 우리들을 감싸안고 있는 태양계와 모태가 되고 있는 지구의 움직임을 자세히 살펴보면 우리들의 탄생은 태양계의 우주와 지구의 활동에 의해서 생겨난 것이고, 지상의 만물은 우주활동의 結晶이라고 말할 수 있다. 이것을 옛날 사람은 「인간은 天地를 부모로 하며, 天地와는 부모자식의 관계다」라고 설명하고 있다.

이와 같은 진리를 생각하면 부모와 자식은 동일한 機構임을 알 수 있다. 만약 天地를 알고 싶으면 天地父母의 활동으로 만들어진 작품인 지상의 만물을 보면 이해가 될 것이고, 또한 우리들 자신에 관해서 알고 싶으면 천지의 우주기구와 그 기능을 앎으로써 인간의 분명하지 않은 점까지 알 수 있게 된다.

이상과 같은 사실에서 인간은 소우주라 말하고 있으며, 인간뿐 아니라 지상의 만물은 모두 소우주이자 異種同類이다.

하늘의 기운을 陽氣라 하고, 땅의 기운을 陰氣라 하며, 陰陽을 부모의 氣로서 생각하고 있는 것이 동양철학이다.

이 陰陽冷熱의 교합에 의해서 만물이 생성되며, 음양교합 과정에서 陰性이 강한 것이 식물이고 陽性이 두드러지면 동물이다. 이 동식물은 산소와 탄산가스를 호흡하면서 서로 상반되지만 길항협력하고 있다.

또한 陽物인 인간 속에서도 음양의 남녀로 구별되고 있으며 이들은 서로 상반된 활동을 하면서 길항협력하여 사회를 만들고 있다.

앞에서 서술한 것처럼 인체도 육체와 마음이 異種同化하면서 길항협력하도록 만들어져 있다. 이와 같이 모든 것은 음양이라는 2원으로 이루어져 있고 천지와 동일 기구를 이루고 있다.

〈강의〉 生의 근원을 안다

윤회의 세계는 「우리들은 빙글빙글 돌고 있다」라고 하는 것입니다. 여기에서는 가장 기본적인 사고방법만 설명하겠습니다. 기본적인 사고방식으로서는 우리들은 자연의 활동에 의해서 태어난 자식, 즉 자연의 생성물 가운데 하나이며, 그와 같은 생성물이 만들어진 본체는 전부 빙글빙글 돌면서 순회하고 있다는 것입니다.

먼저 우리들을 중심으로 한 태양계를 보면 지구는 빙글빙글 자전하면서 태양의 주위를 돌고 있습니다. 한번 자전하는 것이 24시간의 하루이고, 한번 공전하는 것이 365일—1년을 이루며, 춘하추동이 이루어집니다.

그리고 커다란 연결고리를 살펴보면 태양계 열두 개의 별은 자전하면서 태양의 주위를 공전하고 있습니다. 이 태양도 나아가서 은하계를 빙빙 돌고 있다는 것을 미루어 짐작할 수 있습니다. 나아가서 이 은하계는 맞은편에 있는 거대한 우주를 돌고 있다는 것입니다. 이것은 한도 없이 이어지고 있으며 또한 말초를 향해서도 끝없는 순환이 이루어지고 있습니다.

시계를 예로 들어 알기 쉽게 설명하면 초침이 째깍째깍 60번 쳐서 한번 회전하면 分, 분침이 마찬가지로 한번 회전하면 時가 됩니다. 이것이 또 빙빙 돌아서 日·月·年이 되고, 이 年은 年과 年이 겹쳐서 또 커다란 年이 됩니다. 이것은 끝없이 계속되는 것입니다. 요컨대 시간이라는 것은 우주의 순환을 나타내는 부호입니다. 알기 쉽게 말하면 우주의 회전이 순간적으로 정지했다고 가정하고 구분을 짓는 것이 바로 시간개념이라는 것이지요.

이처럼 완전히 똑같은 시각은 두 번 다시 오지 않습니다. 단지 우리들은 같은 시간이 몇 번이고 오는 것처럼 착각하고 있을 뿐입니다. 비슷한 시간, 비슷한 현재는 있습니다만, 완전히 똑같은 시간, 동일한 현재라는 것은 있을 수 없습니다. 「현재」라는 시간은 이제 없는 것입니다. 그것을 깨달았을 때는 이미 사라진 뒤이기 때문이지요. 왜냐하면 빙글빙글 순환하고 있기 때문입니다. 한순간도 쉬는 일 없이 항상 움직이고 있다는 뜻입니다.

그렇다면 우주는 항상 똑같은 모양으로 움직이고 있는가 하면 그렇지는 않습니다. 시시각각 별의 위치가 변화하고 있습니다. 별의 위치가 전부 다르다는 것입니다. 요컨대 지구 자체가 자전하고 공전하고 있을 뿐만 아니라, 이 태양계인 우주도 전체로서 움직이고 있는 것입니다. 따라서 動과 靜이라는 두 가지가 있게 됩니다.

우리들이 「살아 있다」라는 것은 움직이고 있다는 뜻입니다. 반대로 항상 변하지 않는다는 것은 不動입니다. 그렇기 때문에 동(動)과 부동(不動)이라는 것은 언제나 겉과 속을 이루고 있습니다. 우리들 스스로는 변하지 않는다고 생각하고 있습니다만, 실제로는 어느 한순간도 멈추는 일 없이 늘 변화되면서 만들어지고 있습니다. 절대로 멈추어지지 않는다는 것입니다. 멈춘다는 것은 죽는다는 것을 뜻하기 때문에 죽음 이외에는 멈추지 않습니다. 이 우주는 늘 무언가가 움직이고, 무언가가 진행되고 있는 것입니다. 이것은 처음에 서술했듯이 윤회의 세계에 놓여 있기 때문입니다.

2. 天人同一의 기구

우리들같이 의학을 배우는 사람은 인간을 탐구, 연구하면서 사람에 대한 모든 것을 알지 않으면 안 된다. 사람의 모든 것을 알지 못하고서 잘못됨을 시정하고 조절할 수 있겠는가.

우리들은 「인간 정비사」이다. 자동차 정비사가 차의 구조·기능·마력·용도 등의 모든 분야에 정통하고서야 비로소 정비가 가능한 것처럼 우리들은 인간을 정비하는 것이기 때문에 인간의 모든 것을 속속들이 아는 것이 치료 가능한 조건이 된다.

다만 인간이라는 것은 자동차와 같은 물건과는 아주 다르다는 점에 주목하지 않으면 안 된다. 인간은 기능과 구조가 더욱 정밀함과 동시에 복잡하고 용도도 넓으며 나아가서 그 곳에는 정신이라는 특별한 것이 있다는 것이다. 이것은 감정·본능·지성·이성·의지와 같은 것이 복잡하게 얽혀 있어 생각하는 것이 자유분방해진다. 따라서 이와 같은 특징을 가진 인간의 모든 것을 안다는 것은 상당히 어려운 일이다.

이와 같이 정밀하고 복잡한 인간을 통계적으로 설명하고 있는 것이 예로부터 「天人同一說」이라는 학설이다. 이 학설에 의하면 하늘과 사람은 동일한 구조로 성립되어 있기 때문에 사람을 아는 데에는 먼저 천지의 기능을 정확하게 지켜보고, 지상에 있어서 춘하추동을 대표로 하는 대자연계의 현상을 널리 골고루 알지 않으면 안 된다고 하였다.

〈강의〉 인간을 알기 위해서 우주를 안다

天人同一機構의 활용에 관하여 말씀드리겠습니다.

우리들 인간은 우주로부터 만들어졌습니다. 따라서 우주의 법칙과 같은 커다란 작용을 알게 되면 인간에 대해서 아는 것도 가능해지겠지요. 우주의 산물인 지상의 모든 것 즉, 인체든 인간사회든 제각각은 모두 우주와 동일한 기구체입니다.

인체를 예로 들면 세포가 모여 조직을 만들고 조직이 모여 기관을 형성하고 나아가서 기관이 모여 한 개체를 구성하고 있습니다. 인간사회를 보더라도 이와 똑같은 구조로 되어 있습니다. 먼저 가정이 있고 이웃과 짝을 만들고 마을을 만들며 시(市)가 되고 도(道)가 되며 그 집합체로서 국가가 형성되어 있습니다. 이와 같이 지상의 모든 것은 이와 같은 기구로 만들어져 있습니다.

그러나 그 곳에 활동하는 작용은 모두 같습니다만, 작용하는「면」이 다릅니다. 그렇기 때문에 자연히 형태도 다르게 나타납니다. 동물에 작용하는가, 식물에 작용하는가, 화학면에 작용하는가, 과학면에 작용하는가에 따라 다르게 나타납니다.

그래서 동일기구를 활용하기 위한 커다란 사고방식에서, 인간정비사인 우리들은 먼저 인간을 알지 않으면 안 됩니다. 인간을 알기 위해서는 먼저 우리들을 만든 우주라는 것을 알지 않으면 안 됩니다. 우주를 안다고 하는 것은 대단히 힘듭니다만, 인간은 우주가 만든 하나의 작품이기 때문에 이 인간이라는 작품을 보면 그 근원인 우주의 기능도 저절로 알 수 있게 되는 것입니다.

우주가 있기 때문에 우리들이 존재합니다. 근원이 있기 때문에 결과가 나옵니다. 우리는 근원과 결과라는 두 방향에서 추구해 가지 않으면 어떠한 것도 전체내용을 파악할 수 없습니다. 우리들은 선조를 찾아서 그 뿌리를 찾아내려고 합니다. 따라서 선조를 대대로 거슬러 올라가면 어떠한 핏줄인가를 알 수 있게 됩니다.

기본골격은 근원과 결과라는 것은 서로 관계를 맺고 있다는 것이지요. 그러므로 우리들은 이와 같은 상관관계에서 인간을 그리고 나아가 우주까지 탐지해 가려고 합니다.

3. 사계절의 성립과정

천지의 활동이 가장 뚜렷하게 나타나고 있는 증거로서 가장 알기 쉬운 것은 사계절의 변화이다. 사계절은 지구의 공전에 의해서 생겨난 것이지만 지상에서 사계절변화의 근원은 바로 태양열(열)과 우주냉기(냉)이고, 이 냉열의 교합작용에 의해서 사계절의 변화는 이루어진다.

이것을 온도로 표현하면 다음과 같다(동경지방 평균온도).

冬 = 寒 —— 3도
春 = 暖 —— 13도
夏 = 暑 —— 28도
秋 = 凉 —— 16도

이 네 종류의 온도가 올라갔다 내려갔다 하는 寒暖暑凉을 반복하고 있는 것이다. 같은 곳에서도 서로 다른 온도가 발생한다. 온도변화가 지상에 미치는 영향은 생장변화해 가는 초목을 통하여 관찰해 보면 가장 쉽게 알 수 있다. 즉 온도변화의 변천, 다시 말하여 사계의 변천이 분명해짐을 알 수 있다.

〈강의〉 사계절과 인체와의 관계

지구에는 춘하추동의 사계절이 있습니다. 예를 들어 이 사계절

중에 우리들이 「봄이 왔다」라고 할 때 그것은 무엇을 가리켜서 「봄」이라고 말하는 것인가를 한번 생각해 봅시다.

자연의 경치로부터 살펴보면 나무의 싹이 일제히 움트기 시작하고, 어린 싹이 만들어지며, 초목이 무럭무럭 생장해 가는 그러한 상태를 보고 봄이라고 말할 수 있겠지요. 이와 같은 논리라면 춘하추동에는 서로 다른 점이 있습니다. 여름과 겨울은 간단하게 알 수 있습니다. 더운 시기에 대해서 「여름」, 추운 시기에 대해서 「겨울」이라고 하는 부호를 붙이면 되는 것입니다. 그러면 봄과 가을은 어떤가요. 온도만 가지고 보면 봄과 가을은 큰 차이는 없습니다. 그러나 가을은 봄과는 반대로 초목이 점점 시들어 갑니다. 같은 온도이면서도 봄에는 신장하고, 가을은 수렴한다는 커다란 차이가 있게 되지요.

봄에는 싹이 움트기 시작하고, 여름에는 꽃이 피며, 가을에는 열매를 맺고 그리고 겨울에는 종자가 됩니다. 자연정경에서는 이러합니다만, 이것을 우주의 천체로 설명해 봅시다.

3월 21일 춘분일 때는 태양이 적도를 회로하고 이때 평균온도는 13도라고 알려져 있습니다. 여름은 적도보다 북극, 즉 우리들 쪽으로 태양이 가깝게 접근해 옵니다. 이것을 북극회로라고 말합니다. 하지점의 평균온도는 28도입니다. 바로 6월 22일경이지요. 가을이 되면 다시 태양이 적도방향으로 되돌아가서 적도회로를 하고 9월 23일경의 추분이 되면 평균온도는 16도가 됩니다. 그리고 이번에는 반대로 태양이 남극 쪽으로 향하여 남극회로가 되며 12월 22일의 동지점에서 평균온도가 3도가 됩니다.

이런 식으로 천체에서는 태양의 순환에 의하여 춘하추동이 이루어집니다. 방금 지구를 중심으로 알기 쉽게 설명했습니다만 실제로는 지구가 태양의 주위를 돌고 있습니다. 이러한 현상은 당연히 인체가 어떻게 해서 만들어져 있는가 하는 문제와도 직접 관련이 있습니다. 또한 우리들의 생리현상도 이와 같은 자연의 운행에 의해서 이루어진다는 것도 알 수 있지요.

〈자전 · 공전하며 냉열교합을 나타내는 지구의 사계절〉

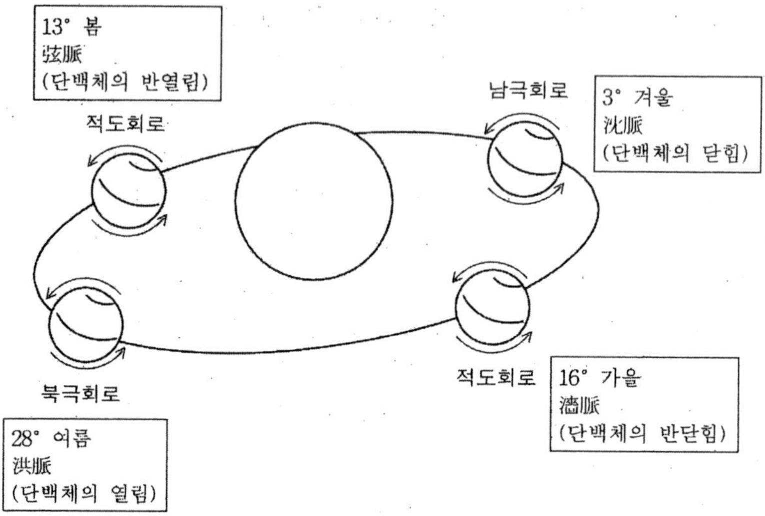

〈단백체의 팽창 · 수렴〉

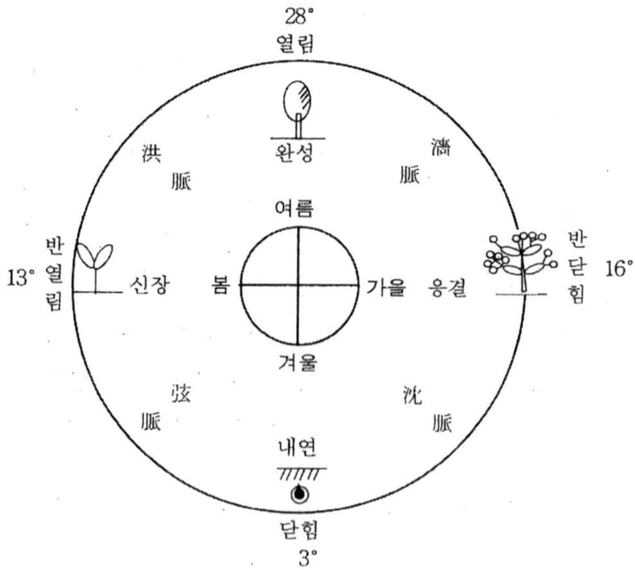

〈냉열교합도를 나타내는 태양회전위치〉

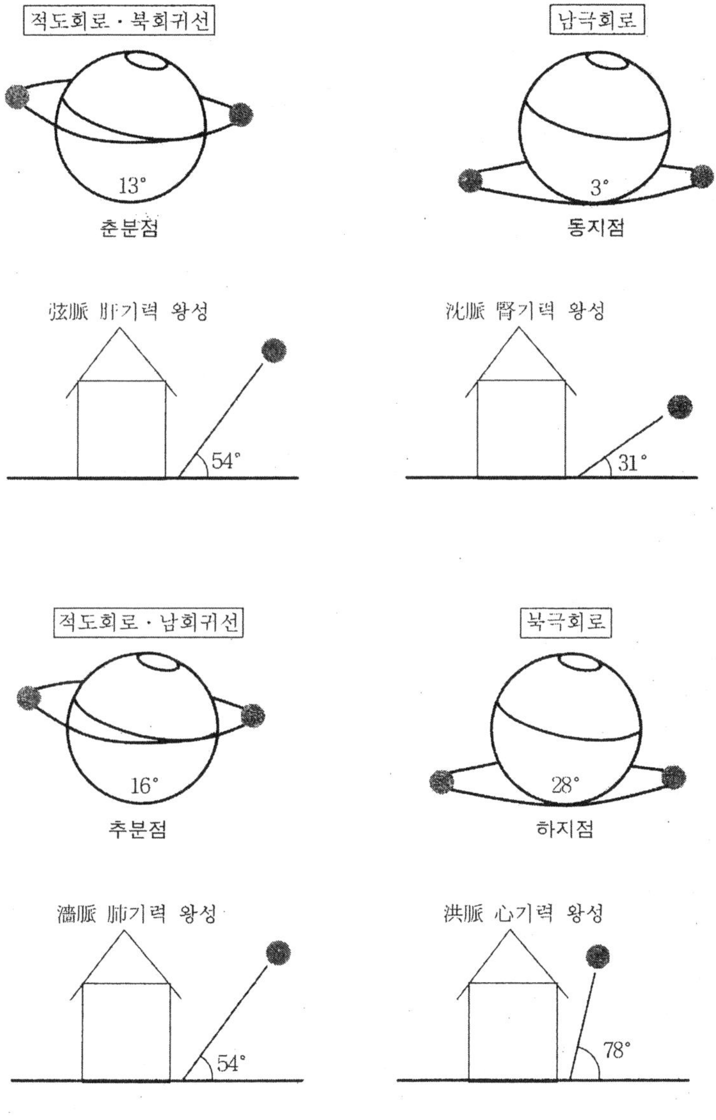

4. 사계절의 움직임

봄은 땅속의 종자를 땅 위로 움트게 하고 봉우리를 맺게 함으로써 초목을 신장일로로 나아가게 한다. 이것은 겨울의 한랭한 상태가 서서히 가열되어 단백전분체인 초목이 온도에 적응하면서 생장해 가고 있기 때문이다. 이것보다 더 더워지면 잎은 무성해지고 꽃은 만개하며 초목으로서의 모습이 완성된다. 이는 봄에서 더욱 가열되어 일 년 중에서 최고의 온도에 달하게 되고 단백전분체도 최고로 팽창, 생장을 하게 된다.

드디어 가을이 되면 잎은 시들기 시작하고 더웠던 상태에서 減熱현상이 이루어진다. 서늘한 기운이 감돌고 단백전분체의 응결작용이 과실을 만들며 생기를 내재시켜 간다. 그리고 겨울이 오면 서늘한 가을에 결실을 맺은 종자가 땅속으로 들어가 내년 봄을 기다리고 있게 된다. 즉, 땅 위는 춥고 차가운 기운이 자리잡고 있으나 이 반작용으로 땅속에서는 보온력이 증가하는데 이 땅속의 따뜻함에 보호받고 자라면서 내년 봄에 싹틀 준비를 하는 것이다.

사계절은 이와 같이 초목에도 영향을 끼치지만 또한 동물에도 작용을 나타낸다. 동물도 봄에는 긴 동면으로부터 깨어나 활동하는 시기가 되며, 여름에는 더 열심히 활동하고 잘 먹으며 자식을 키우고 활기차게 살아간다. 그리고 가을의 서늘한 기운이 일기 시작할 무렵이 되면 겨울잠에 들어갈 준비를 서두르게 된다. 드디어 추운 겨울이 되면 땅속 온도의 보호를 받으면서 겨울잠을 잔다. 즉, 다음 봄을 위해 氣를 키우면서 가만히 봄을 기다리는 것이다.

사계절에 따라 인체를 살펴보면 봄에는 신진대사가 활발해져 오래된 세포에서 많은 새로운 세포가 생겨나며 여름을 준비하면서 생리활동을 한다. 여름이 되면 체조직의 세포는 완전한 형태를 갖추면서 생성된다. 그리고 다음 계절을 위한 준비에 들어간다. 드디어 여름의 체력단련을 마치게 되면 가을의 냉랭한 기운에 접하게 되는데,

이때는 겨울의 한랭한 기운에 대비하기 위해서 생리기능을 내재시키고 피하지방을 두텁게 하며 보온체제를 취하게 된다. 겨울에는 추위로 인하여 피부는 수축되고, 굳어지며, 맥은 깊숙이 가라앉게 되고 다음 봄을 위한 내연력을 기름으로써 새로운 세포원을 만든다.

인생에도 춘하추동이 있다. 봄은 바로 청춘시대에 해당하며, 여름에는 청년기와 장년기가 해당되는데, 이때 청년기에서는 성장에 살집이 붙고 장년기에는 몸과 마음이 모두 충실하게 갖추어지게 된다. 드디어 노령기의 가을을 맞이하게 되면 어쩔 수 없이 육체는 노화하게 된다. 그리고 나면 인생에도 겨울이 와서 황량한 지상이나 아득하게 넓은 사막처럼 죽음을 맞이하게 된다. 혹은 生源이 있는 자는 초목의 종자가 땅속에서 보호받아 발아하여 새싹을 키우듯이 사람도 모태에 임신, 보양하는 기능을 하게 된다.

이와 같이 사계절은 살아 있는 자에게만 작용하게 된다. 이 대기작용이 지상의 변화로 분명하게 나타나는 현상을 설명하는 이론 가운데 하나가 바로 「十二支」라는 것이다.

〈강의〉 만물은 冷熱이라는 2원소로 만들어져 있다

봄이 되면 왜 초목에서는 싹이 나오는 것일까, 여름에는 왜 꽃이 피고 잎이 무성해질까 — 그 점에 관해서 설명해 봅시다.

동식물을 중심으로 생각해 보면 우리들은 단백전분체를 중심으로 되어 있다는 것을 알 수 있습니다. 좀더 자세하게 말하면 단백질·지방·비타민·무기질 등으로 되어 있는데, 그 중에서 단백질과 전분이 대표적입니다. 이 단백전분체의 변화를 자연현상에 대비시켜 보면 잘 이해할 수 있을 것이라고 생각합니다.

태양계의 우주에는 태양열이 있습니다. 그리고 태양열의 배경이 되는 우주대기에는 우주의 냉기가 있습니다. 이 대기는 차가운

공기입니다. 원래 우주에는 「열」과 「냉」이라는 두 가지 기본이 있습니다. 궁극적으로 말하면 만물은 냉열이라는 이원으로 만들어져 있다는 것이지요. 이 냉기는 「靈氣」 즉 우주영기입니다. 여기에서 靈이라는 것은 단지 차가운 것만을 말하는 것이 아니고 幽玄한 氣라는 의미입니다. 동식물을 비롯한 지상의 만물을 만들고 있는 유현한 氣입니다.

여기서 우리는 냉열이라는 생소한 단어보다 음양이라는 단어를 오래 전부터 사용하여 왔던 사실을 알게 되지요. 즉 냉열 이원으로 지상의 만물이 만들어져 있습니다만, 그 이원이라는 것은 따로 「음 · 양」이라는 부호를 붙여 나타내고 있었지요. 음양이라는 부호를 붙이면 모든 의미를 넓게 포괄하고 있는 것이 되어 단지 뜨겁다든지 차갑다라고 하는 것만이 아닙니다. 따라서 냉열교합에 의하여 만들어진 우주 속의 삼라만상은 음양으로 분류될 수 있습니다.

예를 들면 陰에는 月 · 女 · 裏側 · 左 · 冬 등이 있고, 陽에는 太陽 · 男 · 表側 · 右 · 夏 등이 있습니다. 단지 陰 속에도 陰中의 陰, 陰中의 陽이 있고, 또 陽 중에도 陽中의 陽, 陽中의 陰이 있습니다. 인간의 경우에도 남자와 여자밖에 없습니다만 남성 중에도 여성스러운 남자, 여성 중에도 남자 못지 않은 여자가 있습니다. 이와 같이 양 중의 음, 음 중의 양이라는 식으로 양 속에도 음양이, 음 속에도 음양이 있습니다. 약간 복잡해서 이해하기 어려울 것 같습니다만 어쨌든 기본은 음양이라는 2원소입니다. 이것은 의심할 여지 없는 진리이기 때문에 있는 그대로 받아들여야 할 것입니다.

그럼 지금부터 열이라는 면으로부터 사계절의 기능을 생각해 보겠습니다. 먼저 봄이라면 겨울이 기초가 되고 있습니다. 겨울이 변화해서 봄이 되는 것이지요. 가을에서 갑자기 봄이 되는 경우는 없습니다. 순서가 있는 것입니다. 겨울은 어떠한 상태인가 하면 지구상에서 가장 냉각이 심할 때입니다. 냉각기 — 이것이 겨울입니다. 이때 태양이 우리들의 지구 쪽으로 다가오면 이 지상은 가열되기 시작함으로써 지상은 점점 따뜻해지기 시작합니다. 「열이 가해졌다」라는 의미입니다. 이것이 봄이고 가열시기입니다. 가열에 의해서 단백전분체는 팽창합니다. 여기서 팽창한다는 의미는 바꾸어 말하면 성장한다는 것이지요. 이 시기를 봄이라고 하며, 인체 내부에서도 이 상황은 활발하게 일어나고 있습니다.

이 상태가 더욱 열을 받으면 가장 뜨거운 상태가 됩니다. 그것이 여름이 됩니다. 그리고 이 이상은 더워지지 않습니다. 왜냐하면 이 시점에서 태양은 또 남극 쪽으로 되돌아가기 때문입니다. 체온에도 항온이 있듯이 지구도 항온이라는 일정한 폭이 정해져 있습니다. 하늘과 사람은 같은 기구로 이루어져 있기 때문에 지상의 온도폭도 정해져 있다는 것입니다. 이 시기의 단백전분체는 전부 열려 완전히 팽창하게 되고, 이 이상은 팽창하지 않습니다.

가을은 여름을 토대로 하고 있기에 가장 뜨거운 상태에서 차가운 기운이 가해지므로 열이 점차 줄어들게 됩니다. 이 감열작용에 의하여 단백전분체는 시들어 갑니다. 수축되어 가는 것이지요.

지금부터 잠깐 오븐 속의 빵을 상상해 주십시오. 처음에 가열되기 시작하면 빵은 부풀어오릅니다. 반쯤 열리게 되는 것이지요. 그리고 최고의 가열상태가 되면 빵도 최고로 팽창합니다. 이것은 완전히 열려 있는 상태가 됩니다. 여기에서 불을 끕니다. 지금부터는 식어 가기 때문에 빵의 부피도 줄어들게 되지요. 반쯤 닫히게 되는 것이지요. 이 상태는 가을에 해당합니다. 여기서 온도가 더 내려가면 단단해집니다. 완전히 닫히게 되는 것이지요. 단백전분체는 식으면 딱딱해집니다. 겨울과 같은 상태입니다. 여기에서 더욱 냉각되면 응고하여 동결됩니다. 가장 냉각도가 높을 때지요.

이와 같이 사계절의 기능을 半開, 全開, 半閉, 全閉라는 말로 표현할 수 있지요. 또는 가열기, 냉각기 등과 같이 열의 상태로 설명할 수 있지요. 단지 표현하는 말만 다르지 뜻은 똑같습니다. 이것이 진리입니다. 이 말의 깊숙한 곳에 작용하는 진리는 같은 것입니다. 이 점을 잘 알아두십시오.

우리들은 이와 같이 네 종류의 기능 속에서 만들어지고 살아 가는 것입니다. 이 기능의 틀을 넘을 수는 없습니다. 천지의 활동에 따라 움직이는 인형과 같은 것입니다. 우리들 육체의 눈으로는 조정하는 실이 보이지 않습니다만, 분명히 조정되고 있다는 것이지요. 잘 조정되고 있을 때에는 별 지장 없이 살아 가는 건강한 몸으로 있게 됩니다. 이 조정하는 실에 거역하여 살려고 하면 실과의 관계는 얽히고 설키면서 고장을 일으켜 버립니다. 다시 말해서 병이 나게 됩니다. 병이라는 것은 자연의 섭리와 자연운행을 거역했을 때에 나타납니다. 자연과 우리들이 잘 조화를 유지해 가면 건강하게 지낼 수 있는 것입니다.

어떤 방법으로 과학이 발전하더라도 우리들 인간은 자연을 정복할 수 없습니다. 따라서 어떻게 하면 자연과 조화를 이루며 살아갈까 하는 것이 중요하다고 하겠습니다. 질병뿐만 아니라 자연운행에 보조를 맞추지 못하면 모든 분야에서 문제가 생기게 됩니다.

5. 5계절과 同體

앞에서 서술한 것처럼 우리들 인체기능을 알기 위해서는 천지작용의 기능을 아는 것이 중요하다. 천지에서는 태양이라는 심장을 중심으로 대지라고 하는 육체가 영위되고 있지만, 인체도 이것과 마찬가지로 심장이라는 熱動을 중심으로 각 조직이 영위되고 있다.

천지자연의 상징적인 활동은 사계절 이외에 土계절이 있어 합계 다섯 종류의 계절로 이루어지고 있으며, 이 다섯 가지 계절의 기능이 우리들의 五體, 五臟, 五官, 五指를 만들고 있는 것이다.

천지의 5계절에 해당하는 것이 인체에서는 오장이고 이 오장은 또한 부모의 역할인 5계절에 의해서 조절되고 있다. 또한 5계절이 1년을 통솔하고 있듯이 인체에서도 오장이 인체의 모든 것을 이끌어 가고 있다.

▶ 5계절과 五臟

다음의 그림은 오장이 五季節의 지배를 받아 활동하는 시기를 표시한 것이다. 예를 들면 봄에는 다른 네 장기에 비해서 간장이 중심이 되어 활동하고 있다는 것을 알 수 있다.

<5계절과 오장의 관계>

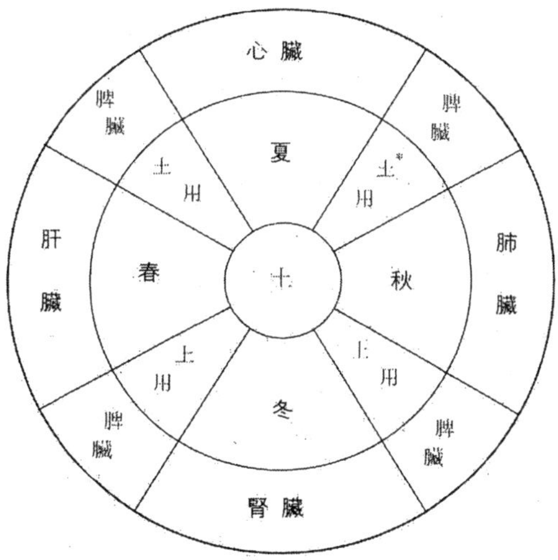

역주: *) 土用이라는 단어는 우리 나라와 중국에서는 長夏로 사용되나 의미전달상 長夏보다는 土用이라는 단어가 더 적절하다고 생각하여 필요에 따라 混用한다. 土季라는 단어도 마찬가지이다.

<24시간과 오장의 관계>

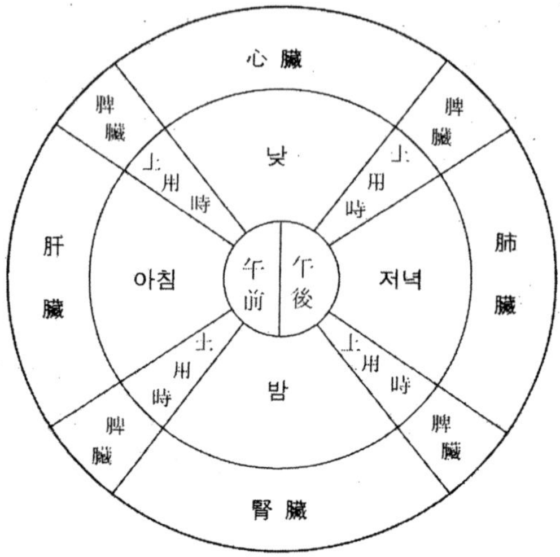

자연에서도 봄이 되면 夏·土季·秋·冬보다 봄의 기운이 중심이 되어 봄답게 여기저기 활동하게 된다. 이와 마찬가지로 인체에서도 봄에는 간장이 가장 왕성해지고 간장의 해부학적인 근육과 신경 등의 新芽細胞가 다른 계절에 비하여 더욱 많이 증식되어 1년의 기초를 만들어 여름철의 심장에 넘겨 준다.

여기에서 잘못 생각하기 쉬운 것은 봄철에만 간장이 활동하고 그 다음에는 간장이 활동하지 않는다고 생각하기 쉬운데, 그런 것이 아니고 다만 봄철에는 간장이 다른 장기보다 훨씬 더 많이 활동하는 중심자의 입장이 되고 있다는 것이다.

예를 들면 봄이라는 계절적 요소에는 봄 이외의 나머지 四季도 동시에 있으며, 여름철에도 여름의 계절적인 시간뿐만 아니라 여름 이외의 즉 봄·가을·土季·겨울의 계절적 시간이 모두 골고루 갖추어져 있다.

이것은 하루중에도 五季節의 요소 — 加熱暖期의 아침, 暑熱期의 점심, 熱에서 寒氣의 변화점인 土季의 시기, 減熱凉期의 저녁, 寒冷期의 밤 ―가 있기 때문이다. 이 온도변화는 바로 시계바늘처럼 하루라는 긴 바늘이 빙빙 돌 때에 1년에 해당하는 짧은 바늘도 동시에 도는 것과 마찬가지이다.

바꾸어 말하면 하루도 朝期·晝期·土季期·夕期·夜間期의 暖·暑·濕·凉·寒으로 바뀌어 가듯이 인체도 아침에는 간이 중심이 되어 활동하고, 낮에는 심장, 토계의 시기에는 비장, 저녁 무렵에는 폐, 밤에는 신장이 각각 활동하면서 각자가 담당하는 시간을 즐기고 있는 것이다.

제 3 장 지상의 생성변화

우리들은 입체공간인 천체 속을 23.5도의 경사를 유지한 채 자전, 공전하면서 우주냉기와 태양열이라는 2원의 냉열교합 작용으로 생성되어 있다. 즉, 우리들은 天空, 지상(대기권), 대지라는 세 개의 기능 속에서 살아 가고 있으며, 다섯 개의 큰 변화로 이루어져 있는 태양광선의 열을 받아 생성되어 있다는 것이다.

사람은 부모인 천지와 동일기구를 가지고 있으므로 인체도 전적으로 2원작용, 3원작용, 5원작용으로 만들어져 있다. 따라서 인체는 二·三·五의 계통으로 분류되고, 二·三·五의 합성으로 성립되어 있다고 말할 수 있다.

옛 선인들은 이 二·三·五라는 우주진리 방정식을 陰陽·三才·五行이라는 부호를 붙여서 만물, 만상을 이해하기 쉬운 길잡이로 만들어 주었다.

1. 음양의 법칙

음양이라는 것은 우주법칙을 표현하는 부호이다. 그러나 단순한 부호가 아니고 의미를 가진 부호이다. 또한 음양에는 삼재와 오행으로 발전해 가는 모든 싹이 내포되어 있다. 이 내용을 公式으로 나타내면 다음과 같다.

▶ 제1공식

만물 — 생물이든 무생물이든 또는 사회조직이라든가 인간관계와 같은 것도 모두 그 내부에 「음양」이라고 하는 서로 의존하면서 대립하고 있는(길항협력하고 있다고 표현한다) 二要因(二側面, 二傾向, 二要素, 二方向, 二性質 등)을 포함하고 있으며, 만물은 이와 같은 음양의 통일체로서 형성되어 있다.

이것이 음양론의 제1공식이다. 이 통일체에 대하여 「소우주」라고도 말하는데, 만물은 모두 이 소우주에 속하여 있다. 이 속에서 음이 강한 통일체는 음의 부류로, 양이 강한 통일체는 양의 부류로 분류된다.

앞에서 서술한 것처럼 모든 것이 음양으로 이루어져 있다는 사실은 우주의 생성이 냉기(靈氣)와 열기(神氣)의 교류에 기인하고 있기 때문이다. 또 지구를 중심으로 생각해 보면 지상의 만물은 우주의 냉기와 태양의 열기와의 교합으로 활기차게 영위되고 있다.

따라서 통일체를 구성하고 있는 두 개의 측면 중에서 「음」에 해당하는 것은 우주의 냉기(靈氣)적인 성격을 가지고 있다. 즉 음 그 자체는 차갑고, 어둡고, 정적이고 소극적인 성격의 것이나 양이 활동하는 기반이나 뒷배경이 된다.

이에 반하여 「양」은 음에 작용하여 통일체를 형성해 가는 동적이면서 적극적인 성격의 것이다. 물건의 생산에 비유하면 원재료는 陰이 되고 이것을 가지고 만드는 노동은 陽이라고 할 수 있다.

지금부터 음양으로 분류한 몇 개의 예를 들어 보겠다.

<천체에 관한 것>

통일체	양	음
우 주	은하계 태양계 지 구 해	우 주 은하계 태양계 달
지상의 움직임	태양의 열기 천공의 작용(천기)	우주의 냉기 대지의 작용(지기)
사 계	봄 여 름	가 을 겨 울
하 루	아 침 낮	저 녁 밤
기 후	따뜻함 더 움	서늘함 추 움
천 기	고기압 맑 음	저기압 비
방 위	동 남	서 북
지구의 운행	자 전	공 전

<인간에 관한 것>

통일체	양	음
인 간	남 청 년	여 노 인
가 족	아버지 남 편 형	어머니 아 내 여동생
사 회	경영자	사 원
버 스	운전수	차 장
야 구	투 수	포 수
학 교	선생님	학 생

<물체에 관한 것>

통일체	양	음
물 질	생 물	무생물
	동 물	식 물
	유기물	무기물
	기 체	고 체
	고 체	액 체
원 자	전 자	원자핵
공 기	산 소	질 소
물	산 소	수 소
전 기	+	−
PH	산	알칼리

<인체에 관한 것>

통일체	양	음
장 부	부	장
오 장	심, 폐	신, 간
인체부위	표 부	심 부
	등	배
	상반신	하반신
	우 측	좌 측
	손 등	손바닥
	피 질	수 질
심 장	실	방
골 격	골	기 육
혈 관	동 맥	정 맥
근 육	골격근	평활근
신 경	수의신경	자율신경
	척수신경	뇌신경
	교감신경	부교감신경
경 락	양 경	음 경
혈당치	글리코겐	인슐린
체 온	방출열	생산열
신진대사	이 화	동 화
질 병	급성기	만성기
	경 련	마 비
	비 대	위 축
	열 감	오 한
	양성종양	악성종양
	충 혈	울 혈
호 흡	호 기	흡 기
	피부호흡	폐호흡
분비선	외분비	내분비

<사회에 관한 것>

통일체	양	음
사 회	군 주	민 중
정 치	혁 신	보 수
	전 쟁	평 화
경 제	생 산	소 비
	자 본	노 동
	공 급	수 요
	호 황	불 황
	대기업	중소기업
	수 출	수 입

<운동에 관한 것>

통일체	양	음
운 동	움직임	정 지
	진	퇴
	연속성	단속성
	통 과	정 지
	회 전	끊어졌다 이어짐
	열 림	닫 힘
	쫓 다	도망치다
	던지다	받 다
	발진력	구심력
	가속력	중 력
	넘치다	모자라다

<형태에 관한 것>

통일체	양	음
형 태	겉	속
	대	소
	장	단
	凸	凹
	강	유
	고	저
	상	하
	우	좌
	둥근 것	모난 것
	얕음	깊음
	외	내

<질량에 관한 것>

통일체	양	음
양	무겁다 풍 부 많 다 두껍다 충 족	가볍다 빈 약 적 다 얇 다 부 족

<기타>

통일체	양	음
성 질	강 건 선 진 실	유 순 악 거 짓
색	적 청	흑 백
수 학	대 수 + × 미 분 유리수 정 수	기 하 − ÷ 적 분 무리수 분 수

또한 같은 것이라 하더라도 비교하는 사물과의 관계에 의해서 陰이 陽으로, 陽이 陰으로 바뀌는 경우도 있다. 예를 들면 남편은 부부관계에 있어서는 陽이지만, 그가 샐러리맨이라면 회사의 사장에 대해서는 陰이다. 이와 같이 음양은 상대적인 것이다.

▶ 제2공식

「陰陽 속에 또 陰陽이 존재한다」— 이것이 제2공식이다.

이것은 어떤 통일체를 구성하는 음이나 양에도 각각의 내부에는 또 다른 음양이라는 二要因을 가지고 있다는 것이다. 따라서 우리들의 인식이 깊어지면 깊어질수록 얼마든지 또 다른 음양으로 분해해 갈 수 있다. 예를 들면 이전에는 원자가 물질의 최소단위라고 생각하였지만 원자는 電子와 陽子로부터 이루어져 있으며, 최근에는 양자도 전자도 이보다 훨씬 작은 소립자로 이루어져 있다는 것이 알려지게 되었다. 이런 예가 아니더라도 남자 중에도 남자 중의 남자로 불리는 사람이 있는 반면 이와 반대로 여성적인 남자도 있다.

이처럼 모든 만물이 음양으로부터 이루어져 있다는 것은 음과 양 속에도 또 다른 음양이 존재한다는 것이다. 음뿐이라든가 절대적인 양 같은 것은 있을 수 없다. 「易」이라는 것은 음양의 복잡한 편성을 64로 분류해서 나타낸 것이다.

이상의 설명에서 만물은 多重層의 음양으로 이루어져 있음을 이해할 수 있을 것이다.

▶ 제3공식

제3공식은 음양관계의 「質」에 관한 것이다. 즉 음양은 서로 길항 협력하면서 작용하고 있지만, 이 경우에는 의존협력이 주요한 관계를 이루는 경우와 대립길항이 주요한 관계를 형성하는 두 가지 경우로 크게 나눌 수 있다.

의존협력이 주된 관계로 있는 경우에는 모자관계와 같은 상생협력관계도 있고 兄弟관계와 같이 동등한 협력관계도 있다. 이처럼 여러 가지로 구분할 수 있다. 마찬가지로 길항대립관계에도 여러 가지가 있다. 그러나 대립이 주가 되더라도 그 곳에는 반드시 의존관계가 있고, 또 의존이 주가 되더라도 그 곳에는 반드시 대립관계가 있다. 모자협력관계와 같은 경우에도 때로는 어린이가 어머니에게 거역하거나 아니면 어머니가 지나치게 강하여 어린이가 주눅이 들어버리는 경우도 있다.

이런 내용은 오행론에서 더욱 풍부하게 전개될 것이다.

▶ 제4공식

제4공식은 음양의 量적 관계에 관한 것이다. 음양은 量적 관계에 있어서 늘 상대적이며 언제나 둘을 합하면 100%의 통일체를 형성하고 있지만, 서로의 비율은 결코 고정된 관계에 머물러 있는 것이 아니고 끊임없이 변화한다.

음양이라는 것은 어느 한쪽이 증대하면 다른 한쪽은 반드시 상대적으로 감소하게 되는데, 이때 음이 증대하는 과정을 「陰방향순환」,* 양이 증대하는 과정을 「陽방향순환」이라고 이름 붙이면서 설명해 나가겠다. 이때 「순환」이라는 의미로 「遁」이라는 단어가 사용되기도 한다. 따라서 음양의 통일체인 만물은 반드시 음방향순환 이든가 아니면 양방향순환 중 어느 한쪽에 있게 되고 한순간도 정지하는 일은 없다. 다시 말해서 만물은 운동체라고 하는 것, 이것이 제4공식이다.

만물의 운동속도와 형태는 모두 다르며 각 학문분야의 주요한 연구과제이기도 하지만 존재하는 모든 것이 운동체라는 것만은 부정할 수 없다. 태양도 인간도 그리고 우주 자체도 시시각각 변화하고 있다. 36.5도라고 하는 인간의 항온도 끊임없이 이루어지고 있는 産熱과 放熱과의 動的 균형 위에 유지되고 있으며 보통의 체온계로는 보여 줄 수 없는 아주 적은 상하운동을 하고 있다.

인간관계나 사회를 보더라도 끊임없이 변화하며 언제나 일정한 경우는 없다. 이와 같이 만물은 끊임없이 지금의 자신을 부정하고 새로운 자신으로 되어 가고 있다고 말할 수 있을 것이다.

이상과 같은 만물의 운동성은 「우주의 생성기전」부분에서 서술했듯이 만물의 생성이 우주냉기(靈氣)의 선회로 시작되었기 때문이다.

그리고 지상을 중심으로 생각해 보면 동지부터 하지까지의 점점

역주: *) 원문에는 한자로 陽遁, 陰遁으로 되어 있다. 이 「遁」의 의미는 순환한다는 「巡」의 뜻인데 陽遁은 양방향순환, 陰遁은 음방향순환으로 번역하여 이해를 쉽게 하고자 한다.

따뜻해지는 가열작용(陽방향순환)과 하지부터 동지까지의 가냉작용(陰방향순환)이라고 하는, 즉 우주냉기와 태양열기와의 교합변화에 의해서 크게 지배받고 있다. 특히 단백전분체로 되어 있는 생물은 겨울부터 여름의 가열작용으로 팽창생육하고 또 여름부터 겨울까지의 가냉작용으로 수렴응고됨으로써 시들어 쇠약해져 간다. 초목 등이 봄에 무럭무럭 생장하는 것은 양방향순환의 가열활동이 왕성하기 때문이고, 가을에 시들어 가는 것은 음기가 증대하여 가냉작용이 강해지기 때문이다.

하루 24시간의 순환도 이와 똑같은 활동으로 되어 있다.

- 오전 1시부터 오후 1시까지 : 아침과 낮 : 양방향순환의 활동
- 오후 1시부터 오전 1시까지 : 저녁과 밤 : 음방향순환의 활동

이처럼 지상의 만물은 年, 月, 日이라는 시간의 양방향순환·음방향순환의 활동 속에서 부지런히 이루어지고 있다. 만물은 양기의 기능(양방향순환)에 의해서 우주냉기로부터 만들어지는데 이때 양방향순환은 우주냉기에 의하여 생겨난다. 또한 이 만물은 양기의 쇠퇴(음방향순환)와 함께 우주냉기로 되돌아간다. 이와 같이 만물은 스스로 양방향순환·음방향순환이라는 과정을 가지는 운동체인 것이다. 이상의 관계를 그림으로 나타내면 다음과 같다.

<음방향순환 · 양방향순환>

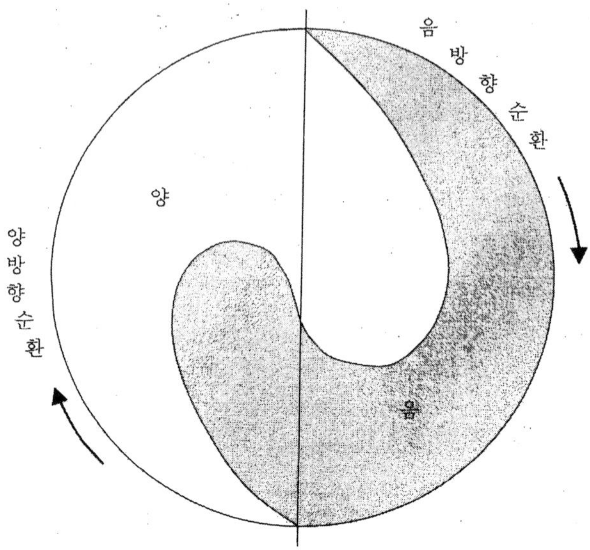

<천체 온도 변화의 구조>

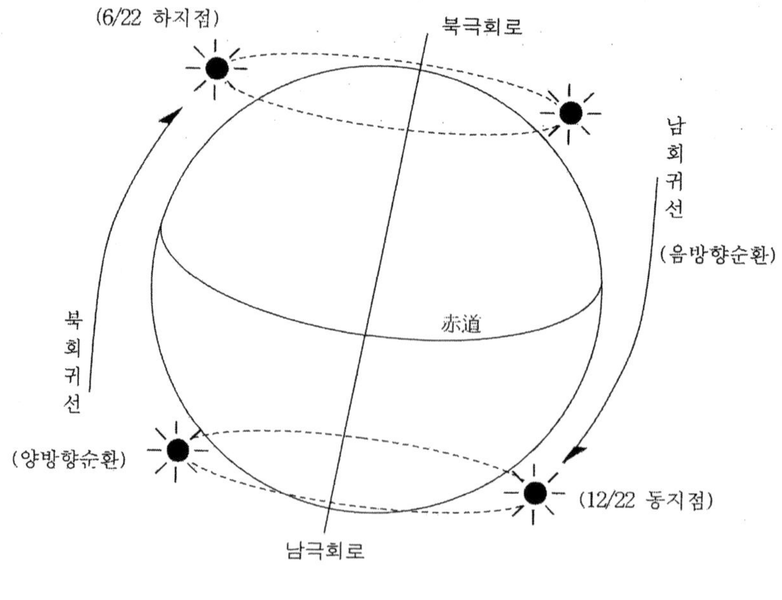

<지상의 대기 변화>

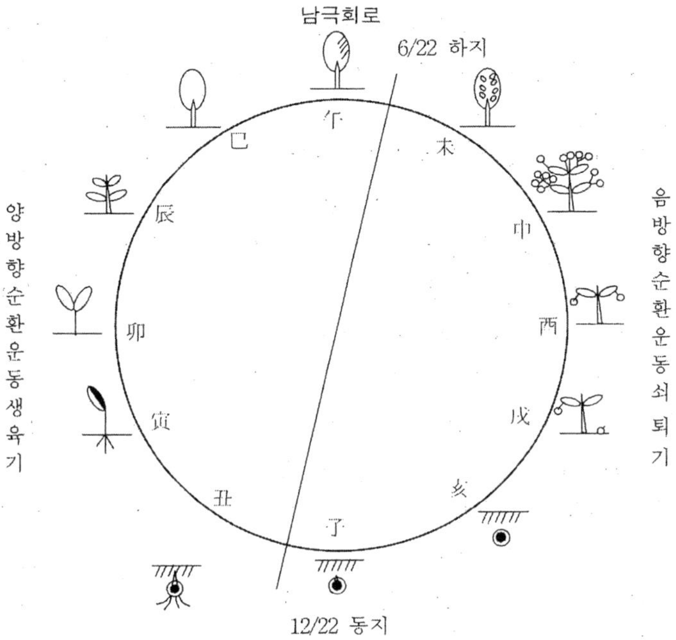

<음과 양의 온도변화>

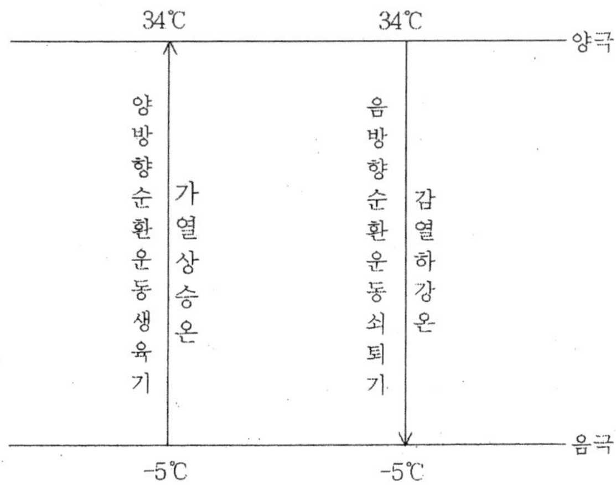

▶ 제5공식

「陰이 극도로 되면 陽이 되고, 陽이 극도로 되면 陰이 된다」—이것이 제5공식인데, 제4공식을 더욱 발전시킨 것이다. 즉, 음방향순환, 양방향순환의 과정에는 반드시 일정한 한계가 있게 되는데, 어느 한계에 달하면 음방향순환은 양방향으로 옮겨 가고, 양방향순환은 음방향으로 이행한다는 것이다.

그리고 이 전환과 함께 통일체는 존재양식—운동방향, 운동형태, 생리적·화학적 성질, 조직형태와 구조, 기능 등—을 크게 바꾸게 된다. 그 한계점이 어디에 있는가 하는 것과 존재양식이 변화하는 본연의 모습은 만물 하나하나가 다르다는 것은 말할 필요도 없다. 이 현상은 우리들 일상생활 속에서도 얼마든지 볼 수 있다.

예로써 다음과 같은 사실을 들 수 있다.

· 태양과 지구의 상호 위치변화로 일어나는 여름과 겨울의 교대와 낮과 밤의 바뀜이다. 하루에도 똑같은 낮과 밤은 없다.
· 체온과 혈당치의 상하운동. 일정온도 이상 상승하면 하강으로 전환한다. 전환하지 않으면 삶에서 죽음으로 변화한다.
· 수요와 공급에 의해서 움직이는 가격의 상하운동
· 오한이 난 환자가 열이 내리는 쪽으로 바뀌는 경우
· 위쪽으로 던진 공이 포물선을 그리면서 상승에서 하강으로 떨어지는 운동. 공의 운동은 처음에 던졌을 때의 가속력과 동력의 상호 힘 관계에 의해서 정해진다.
· 100도까지 뜨거워진 물이 수증기로 되거나, 아니면 반대로 0도일 때 고체인 얼음으로 되는 변화
· 자갈이 스스로의 응고력을 능가하는 외부의 풍화작용으로 모래가 되는 현상
· 달걀의 상태에서 병아리로 되는 변화. 마찬가지로 번데기에서 성충이 되거나 종자가 발아를 해서 지상의 나무로 되는 변화
· 지금까지의 정치와 사회체제가 붕괴하고 새로운 형태로 되는

경우
- 적대국끼리 전쟁을 일으키나 그 후 우호국가로 되는 경우
- 호황의 정점에서 공황이 발생하여 불황으로 전환되는 경우
- 지구의 생성에서 인간 탄생까지의 진화의 각 단계
- 지각의 에너지가 충만하여 화산이 폭발하거나 지진이 일어나는 경우
- 동맥혈이 신체 각 조직에서 정맥혈로 되고 또 정맥혈이 폐에서 동맥혈로 되는 변화
- 물건을 팔아서 화폐로 바꾸거나 반대로 화폐를 물건으로 바꾸는 경우
- 나이가 들면 남자는 여성화되고 반대로 여자는 남자처럼 되는 현상

이렇게 살펴보면 轉化, 轉換, 변화, 발생, 폭발이라고 하는 모든 현상은 이 제5공식에 의한 것임을 알 수 있다. 제5공식이 있기 때문에 만물은 그대로 멈추어 정지해 있거나 無로 되돌아가거나 하는 일 없이 존재양식만 바꾸면서 윤회해 가는 것이다. 물리학에서 말하는 에너지불변의 법칙도 이것에 의한 것이다.

더욱이 제5공식에서 서술한 것처럼 만물은 多重層의 음양으로 구성되어 있기 때문에 이 운동도 多重層으로 이루어진다. 예를 들면 하루중 낮과 밤의 교대를 통하여 사계절이 바뀌고 이 사계절의 반복되는 과정 속에 지구는 계속 진화하고 있다.

인체도 마찬가지로 셀 수 없을 만큼 음양의 조합으로 이루어져 있기 때문에 체내에서는 제5공식이 끊임없이 이루어지고 있으며, 이것을 통해서 사람은 성장하고 노쇠하며 죽어 가는 것이다. 그러므로 죽음 그 자체는 존재양식을 크게 바꾸는 것이 된다.

마지막으로 제4공식과 제5공식을 합하여 정리해 두겠다.

음방향순환 또는 양방향순환의 출발점을 「생성」, 증대과정을 「발

전」, 한계점을 「성숙」이라고 하면 이 성숙점에서 전환이 일어나게 되며, 이때까지의 과정은 「쇠퇴」「소멸」로 향함과 동시에 새로운 음방향순환 또는 양방향순환이 「생성」하게 된다. 즉, 「성숙」은 「소멸」의 시작이고 동시에 새로운 과정의 「생성」이기도 한 것이다.

이와 같이 만물은 다음과 같은 과정을 반복하는 운동체라고 말할 수 있다. 또한 이 과정 속에서는 의존의 정도도 대립의 정도도 끊임없이 변화해 간다.

생성---발전-┬-성숙---쇠퇴---소멸(양방향순환)
└생성---발전-┬-성숙---쇠퇴---(음방향순환)
└생성---발전---(양방향순환)

이상의 것을 三才論에서는 「生·旺·墓」로서, 五行論에서는 「旺·相·死·囚·休」로서 보다 상세하게 논하겠지만 이 기초는 이미 음양론 속에 있는 것이다.

<음방향순환·양방향순환의 생성과 소멸>

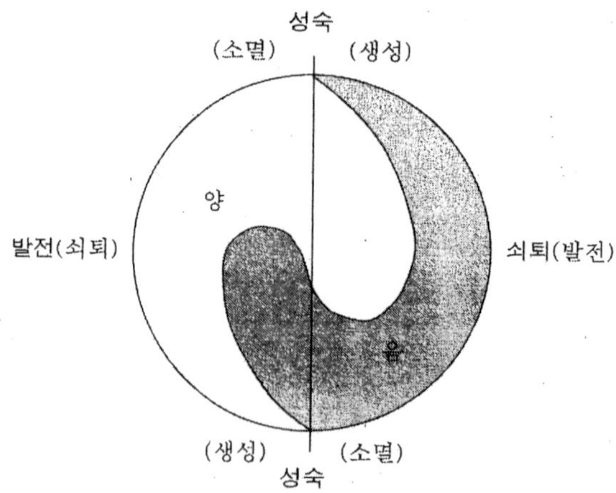

주) ( )는 음방향순환의 변화

▶ 다섯 개의 공식은 모두 같다

이상 서술해 온 다섯 가지의 공식은 하나의 상황을 다섯 개로 나누어서 이해하기 쉽게 설명한 것에 불과하며 결국에는 모두 하나로 귀결된다.

이것을 간단하게 정리하면 만물은 길항협력의 관계에 있는 음양으로부터 이루어지고 그 중에서 음적 요소가 강한 것은 음, 양적 요소가 강한 것은 양의 부류로 분류된다.

그리고 그 내부에 있는 음양의 量的 비율이 끊임없이 양방향순환 또는 음방향순환으로 변화하기 때문에 생성→쇠퇴를 반복한다.

陽的 요소가 강한 것은 양방향순환에서 생성-발전-성숙하고 음방향순환에서 쇠퇴-소멸한다. 반대로 陰的 요소가 중심인 것은 음방향순환에서 생성-발전-성숙하고, 양방향순환에서 쇠퇴-소멸한다.

이와 같은 과정 속에서 양방향순환에서 음방향으로의 전환점, 또는 음방향순환에서 양방향으로의 전환점에서 통일체는 존재양식을 변화시켜 간다.

〈강의〉 음방향순환과 양방향순환

이미 음양이라는 것은 부호이며 이 부호는 특별한 의미를 가진다고 했습니다. 간단하게 두 要因이라든가 두 側面이라고 해도 괜찮겠습니다만, 「음양」이라고 하는 편이 훨씬 광범위한 내용을 담고 있는 표현이라는 것을 이해하셨으리라 생각합니다. 이와 같은 점은 다른 언어에서 볼 수 없는 한자만의 독특한 장점입니다.

그럼 음양론에 관해서는 이미 대강 본문에서 서술하였기 때문에 여기에서는 음방향순환, 양방향순환에 관한 재미있는 이야기를 하나 하겠습니다.

어느 유명한 선생님이 젊었을 때에 자신의 스승에게 「음양이라는 것은 도대체 어떤 것입니까」라고 물었다고 합니다. 지금도 유명한 선생님입니다만 그 당시에도 상당히 공부를 열심히 하고 탐구심도 왕성했던 것 같습니다. 단순히 표면적으로 물었던 것이 아니고 정말로 막다른 곳에 다다른 심정으로 질문을 했다고 합니다.

그러자 스승은 아무런 대답도 하지 않고 단지 앉았다 일어서기만 했다고 합니다. 거기서 이 선생님은 앉았다 일어서는 일상동작에서도 음양과 무슨 관계가 있구나 하고 생각하기 시작했다고 합니다.

이 이야기를 선생님의 문하생과 함께 듣고 있던 나는 그때 「앉았다 일어섰다 하는 자세에서 어느 상태가 음이고 어느 상태가 양입니까」라고 질문했습니다. 그러자 문하생의 한 사람이 「일어선 상태가 양이고, 앉은 상태가 음이다」라고 대답을 했습니다. 그러나 「그러한 사고방식을 갖고 있기 때문에 잘못된 것이다」라고 내가 지적했습니다. 그 선생님도 한순간 아차 하는 얼굴을 했습니다. 「남들이 있는 데서 문하생이 바로 그와 같은 실수를 하다니…」라고 생각한 것이겠지요. 그 곳에서 저는 「일어서 있는 모습이 양이고 앉아 있는 상태가 음이다라고 하는 것은 완전히 틀린 것은 아니지만, 좀더 이해하면 앉아 있는 상태에서 일어날 때까지의 과정이 양, 서 있는 상태에서 앉을 때까지의 과정이 음이며 그 하나의 결과가 서 있는 상태이고 또 앉아 있는 상태입니다」라고 설명했습니다.

음양이라고 하면 일반적으로 고정적인 모습으로만 생각하는 경향이 많은 것 같습니다만, 그것은 음방향순환 또는 양방향순환이 성숙했을 때의 통일체 모습만을 생각하고 있기 때문입니다. 눈에 보이는 모습이라든가 형태의 내부에서 움직이고 있는 음양의 활동(앞의 예를 들면 일어서려고 하는 의지·힘과 중력의 작용)이라든가 그 과정(양방향순환 · 음방향순환)이라고 하는 것을 좀처럼 깨닫지 못합니다. 그러나 이것이 중요한 것입니다.

음방향순환, 양방향순환의 사고방식을 이해하면 현재의 모습에 이르기까지의 과정과 장래의 모습까지 예상할 수 있게 됩니다. 음양이라고 하면 무언가 오래되고 옛날 사고라고 생각하는 사람도 많이 있다고 생각합니다만, 이미 우리들이 논하여 온 것처럼 우주의 모든 사실과 현상을 포괄하고 설명할 수 있는 일반이론입니다. 이만큼 훌륭한 이론은 별로 없다고 생각합니다. 그렇기 때문에 현실의 여러 사실과 현상을 잘 관찰하고 나아가 그 내부를 관통하고 있는 음양의 법칙을 발견해 주십시오. 이것이 음양을 이해하는 최선의 길입니다.

2. 三才의 법칙

음양론에서는 우주를 2元으로 표현했지만 삼재론에서는 우주의 기능을 3元으로 표현한다. 삼재의 「才」라고 하는 것은 「기능」을 말하고 재능의 「能」과 같은 의미이다. 즉 삼재는 우주의 세 가지 능력(기능) 또는 三大作用이라는 의미이다. 따라서 삼재론에서는 음양의 법칙이 「三」이라고 하는 보다 구체화된 차원에서 이야기된다. 이 내용을 살펴보도록 하자.

▸ 三才의 성립과정

1 더하기 2는 3, 즉 음과 양이 합하여 변화한 것이 3이다. 음양론의 제1공식에서 모든 것은 음양의 통일체로 형성되어 있다고 서술했지만 그 관계를 숫자로 표현하면 「1 더하기 2는 3」이다. 다시 말

해서 양을 1로 하고 음을 2로 하면 1과 2는 합하여 3이라고 하는 통일체가 만들어진다.

이 「1+2=3」이라는 관계야말로 음양론 제2공식의 삼재론적 표현이고 삼재론의 기초이다. 그러므로 「만물은 음양의 통일체다」라는 것을 「만물은 삼재다」라고 바꾸어 말할 수 있다.

▶ 天人地의 三才

「1+2=3」이라는 숫자에 「1=天」 「2=地」 「3=人」이라고 하는 부호를 붙여 표시한 것이 天人地의 三才이다. 지상의 만물은(이것을 총칭해서 「人」이라고 한다) 우주라는 天과 지구의 대지(地)의 활동에 의해서 모두 만들어져 있다.

먼저 天氣(여러 종류의 태양광선과 우주線, 나아가서는 달의 인력 등)가 내려오면 이것을 받아서 대지가 地氣를 발생시킨다.

地氣에는 지구 자신의 인력과 자전에 의한 가속력, 地磁氣의 힘, 땅속의 에너지, 해수의 기능, 태양열에 의해서 증발된 수증기와 여러 가지의 원자, 그 밖에 아직 우리들이 알지 못하는 모든 지구의 기능이 포함된다.

그리고 天氣와 地氣가 교류해서 人氣를 만들어 내고, 그 人氣가 비와 안개 등의 자연현상부터 우리들 인간까지 모든 만물의 형태를 갖추게 한다고 생각한다. 하늘은 氣를 주고 땅은 형태의 소재를 공급한다. 이와 같이 해서 생겨난 지상의 만물은 그 자신이 또한 여러 가지 기능을 갖는다. 그리고 人氣끼리 새로운 음양의 관계가 되고 나아가서 또 다른 여러 가지 人氣를 만들어 간다.

그러나 이렇게 해서 지상의 만물이 직접적으로는 人氣에 의해서 만들어지고, 형태를 이루고 있지만 그 내부에는 天氣·地氣·人氣가 혼합해서 활동하고 이 활동에 의해서 성립되는 것이다.

따라서 지상의 만물 가운데는 사람이 우선하지만 그 내부에는 天·

<인간의 氣구조도>

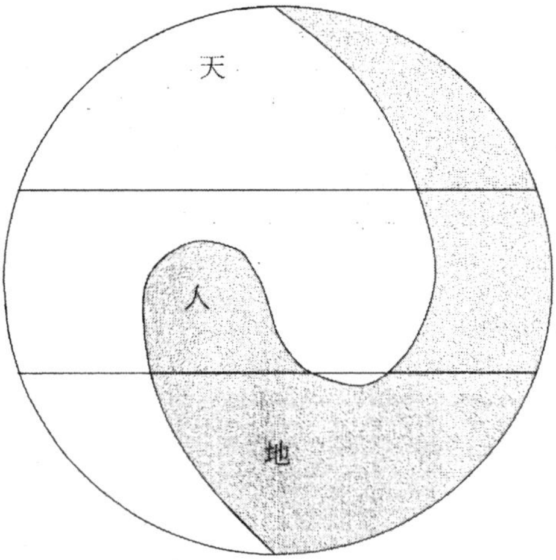

人·地라는 세 개의 구조를 가지게 된다. 이것을 그림으로 나타내면 다음과 같다.

이 구조를 기준으로 살펴보면 만물이라는 것은 天氣를 보다 강하게 받아서 만들어져 있는 人氣, 地氣를 보다 강하게 받아서 만들어져 있는 人氣, 人氣가 중심이 되어 만들어져 있는 人氣 등의 세 종류로 분류할 수 있다. 이상의 사실은 지상의 것뿐만 아니라 음양으로 이루어져 있는 모든 것에 다 적용시킬 수 있다.

지금부터 삼재로 이루어져 있는 예를 들어 보겠다.

<天氣왕성>

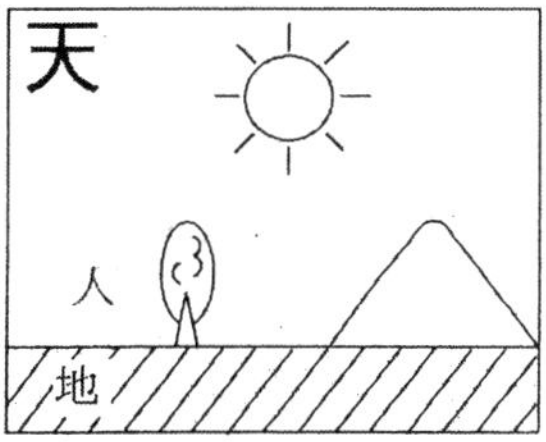

<人氣왕성>

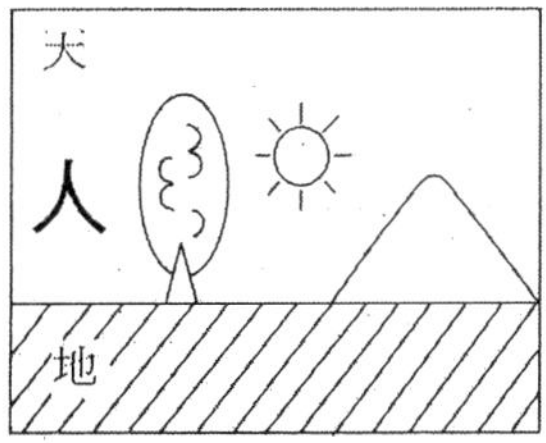

<地氣왕성>

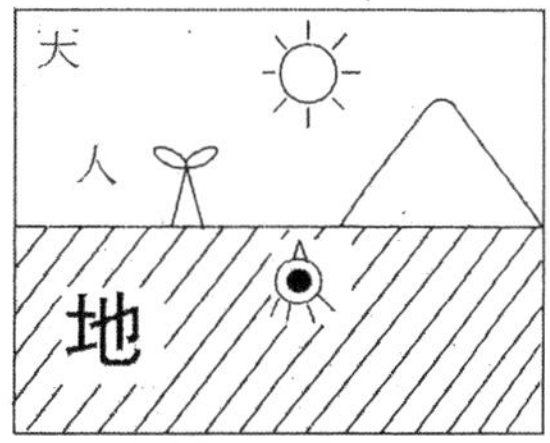

<천체의 삼재>

통일체	천	인	지
대우주	우 주	태양계	은하계
우 주	은하계	지 구	태양계
태양계	태 양	지 구	달
지 상	태 양	지 상	지 구
지 구	지 각	맨틀(mantle)	핵

<인간의 삼재>

통일체	천	인	지
인 간	어린아이	중 년	노 인
가 족	아버지	자 식	어머니
형 제	장 남	차 남	막내아들
자 매	장 녀	차 녀	막내딸
회 사	사 장	부장·과장	사 원
국 회	수 상	각 료	의 원
재 판	검 사	판 사	변호사
학 교	교 장	교 사	학 생
병 원	의 사	환 자	간호사
연 극	배 우	관 객	스태프
야 구	투 수	타 자	포 수
축 구	감 독	선 수	심 판
배 구	우리편	심 판	상대편

<물체의 삼재>

통일체	천	인	지
물 질	동 물	식 물	광 물
물 질	기 체	액 체	고 체
소립자	전 자	중성자	양 자
세 포	세포막	세포질	핵
PH	산	중 성	알칼리
식 물	잎	줄 기	뿌 리
귤	껍 질	과 육	씨
세 균	구 균	나선균	간 균
신 호	푸른색	노란색	빨간색
스테레오	오른쪽 스피커	증폭기	왼쪽 스피커
달 걀	껍 질	노른자	흰 자
3대영양소	탄수화물	단백질	지 방
텔레비전	방송국	영 상	수신기
탈 것	비행기	자동차	배

<인체의 삼재>

통일체	천	인	지
인 체	머 리	몸통 · 상지	하퇴 · 발
인 체	표피(천층)	근육(중층)	뼈(심부)
몸 통	상 초	중 초	하 초
상 지	상 완	전 완	손
하 지	대 퇴	하 퇴	발
손 · 발	수근 · 족근골	중수 · 중족골	손가락뼈
손가락뼈	기절골	중절골	말절골
혈 관	동 맥	모세혈관	정 맥
혈관벽	외 막	중 막	내 막
혈 구	백혈구	적혈구	혈소판
근 육	횡문근	심 근	평활근
신 경	중추신경	운동신경	지각신경
피 부	표 피	진 피	피하조직
심장벽	심외막	심근층	심내막
흉 곽	흉 골	늑 골	흉 추
소 장	십이지장	공 장	회 장
대 장	맹 장	결 장	직 장
소화관벽	외막 · 복막	근육층	점 막
수정란	외배엽	내배엽	중배엽
귀	외이	내이	중이
胃의 근육층	縱 층	輪 층	斜 층

<사회의 삼재>

통일체	천	인	지
국 정	입 법	행 정	사 법
재판소	대법원	고등법원	지방법원
경 제	생 산	소 비	유 통
산 업	1차산업	3차산업	2차산업
생 산	기 계	노동력	원 료
기계시스템	발동기	작업기	전도기
자 본	화폐자본	상품자본	생산자본
가 격	원재료비	이 윤	임 금

<입체물의 삼재>

통일체	천	인	지
방 향	상	중	하
방 향	오른쪽	가운데	왼쪽
방 향	앞	가운데	뒤
방 향	남	동 · 서	북
집	천 장	벽 · 공간	마루

<형태의 삼재>

통일체	천	인	지
형 태	철(凸)	□(平)	요(凹)
형 태	○	△	□
형 태	대	중	소
형 태	밖	안	속
육면체	세로	높이	가로

<기타>

통일체	천	인	지
덕	진	미	선
삼위일체	父(신)	子(기독)	성 령
문 장	주 어	술 어	목적어
정 수	10	0	1
삼각함수	sin	cos	tan
소성괘	三爻	二爻	初爻
대성괘	上爻 · 五爻	四爻 · 三爻	二爻 · 初爻

▶ 生旺墓의 三才

음양의 제5공식에서 만물은 「생성 – 발전 – 성숙 – 소멸 – 생성 – 」의 과정을 반복하는 운동체라고 하였지만 삼재에서는 이 과정을 「生(생성에서 발전까지)」 「旺(발전 – 성숙 – 쇠퇴까지)」 「墓(쇠퇴에서 소멸까지)」라고 표현하고 있다. 「생성 – 쇠퇴」가 양방향순환 · 음방향순환이라는 두 기능에 의해서 이루어지듯이, 生旺墓라는 것은 천지가 만나서 人氣를 만들어 내는 과정에서 일어난다.

≪生의 期≫ 천기가 하강하기 시작하여 人氣가 생성될 때를 말한다. 사계절의 활동으로 말하면 겨울부터 봄의 움직임에 해당한다. 하루로 말하면 밤부터 아침의 활동이다. 겨울과 밤에 냉각동결되어 있는 상태에서 조금씩 기온이 올라가고 따라서 단백전분체는 발아 · 신장한다. 이 생성, 발전하는 작용을 「生」이라고 한다.

≪旺의 期≫ 천기의 하강이 더욱 증가하고 지상이 더욱 활기찬 때를 말한다. 사계절에서는 봄부터 여름, 여름부터 가을의 활동에 해당한다. 하루에서는 아침부터 낮, 낮부터 저녁의 활동이다. 이 동안에 단백전분체는 익지 않은 빵이 뜨거운 오븐 속에서 부풀어오르는 것처럼 최대로 팽창한다. 이와 같이 완전히 열리고 부풀어오르는 성숙작용을 「旺」이라고 한다.

≪墓의 期≫ 천기는 하강하지 않고 하늘에 머물러 있게 되며 땅은 昇氣를 잃어버리고 응결내재하여 천지가 서로 만나지 않게 되고, 人氣가 쇠약해지는 때를 말한다. 사계절에서는 가을부터 겨울의 활동이다. 하루에서는 저녁 무렵부터 한밤중까지의 활동이다. 이때는 냉각기운이 강하고 단백전분체는 수렴응고해 간다. 이 내재 · 응결 · 고갈 · 노화작용을 「墓」라고 한다.

<人氣의 생왕묘>

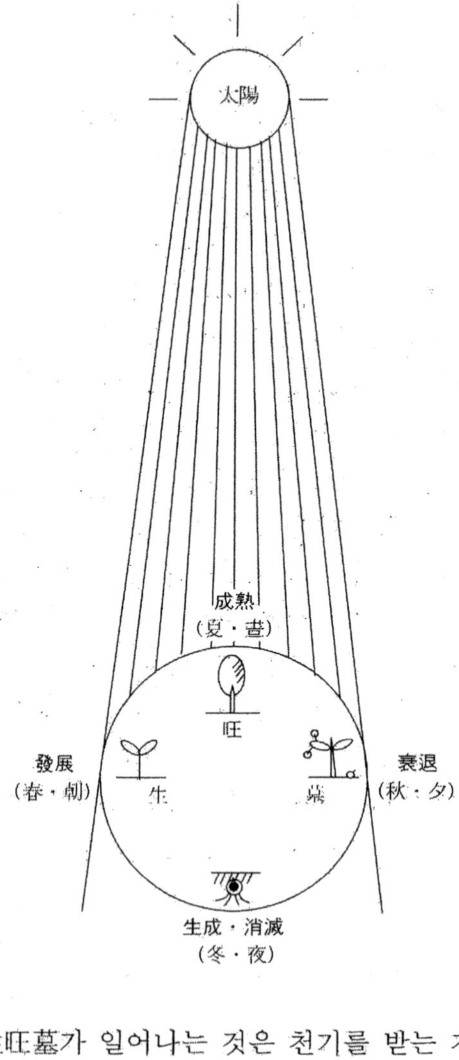

이와 같은 生旺墓가 일어나는 것은 천기를 받는 지구가 球形으로서 자전과 공전을 하고 있기 때문이다. 이 때문에 지상에서는 끊임없이 「生旺墓」라는 세 종류의 성쇠가 일어나고 있다. 그러므로 우리들은 이 생왕묘의 작용을 받으면서 생성하고 있다고 할 수 있다.

또한 앞에서도 서술했듯이 지상의 만물은 天氣를 보다 강하게 받고 있는 人氣, 地氣를 보다 강하게 받고 있는 人氣, 人氣를 보다 강하게 받고 있는 人氣로 각각 나누어질 수 있기 때문에 지금까지 말한 人氣의 生旺墓를 기초로 하여 각자의 성질에 따라 조금씩 다른 生旺墓를 되풀이하게 된다.

천기의 양기를 보다 강하게 받아 이루어진 것이라면 양방향순환기에 있는 천기하강의 영향을 강하게 받게 되어 다른 것이 生의 시기에 있다면 이것은 이미 旺의 시기를 맞이하게 된다. 이와 마찬가지로 다른 것이 墓에 들어가기 전이라 하더라도 이것은 이미 墓에 이르게 된다. 또 다른 예를 들면 地氣인 음기를 보다 강하게 받고 있는 것이라면 地氣의 영향을 강하게 받아서 다른 것이 生의 시기에 있다 하더라도 아직 生이 되지 못하며, 이와 반대로 人氣가 墓가 되어도 아직 旺에 머물러 있는 상태가 된다.

통일체	생	왕	묘
1년	上 元	中 元	下 元
한 달	상 순	중 순	하 순
봄	亥月(11월)	卯月(3월)	未月(7월)
여 름	寅月(2월)	午月(6월)	戌月(10월)
가 을	巳月(5월)	酉月(9월)	丑月(1월)
겨 울	申月(8월)	子月(12월)	辰月(4월)
아 침	亥時(22시)	卯時(6시)	未時(14시)
낮	寅時(4시)	午時(12시)	戌時(20시)
저 녁	巳時(10시)	酉時(18시)	丑時(2시)
밤	申時(16시)	子時(0시)	辰時(8시)
편 지	인사말	본 문	맺음말
방 문	처음 인사	용 건	돌아갈 때 인사
인 생	약 년	장 년	노 년
식 물	싹트기	번영과 무성	낙 엽
자동차 운행	시 동	주 행	정 지
위로 던진 공	상 승	정 점	하 강
물의 흐름	샘	도랑·강	바 다
물	얼 음	물	수증기
요 리	재 료	요 리	식 사

식 사	요 리	식 사	후 식
수 영	준비체조	수 영	샤 워
3단뛰기	첫발뛰기	스태프	점 프
연 애	만 남	연 애	결 혼
피아노 소나타	제1악장	제2악장	제3악장
전문학교	1년	2년	3년
경제활동	생 산	유 통	소 비
생 산	원재료구입	생 산	상품판매
질 병	발 병 기	극성기	회복기
혈 액	동 맥 혈	조직액	정맥혈
오 줌	음식물의 수분	혈 액	오 줌
적혈구	골 수	혈액중	간장 · 비장
중용 · 과 · 불급	불 급	중 용	과

<십이지의 음양·오행·삼재>

십이지	음양	오행		천인지의 삼재		삼합
		사기	토기	생왕묘		
亥	음	수(겨울·밤)		지	생	목국의 생
子	양				왕	수국의 왕
丑	음		◎		묘	금국의 묘
寅	양	목(봄·아침)		인(양)	생	화국의 생
卯	음				왕	목국의 왕
辰	양		◎		묘	수국의 묘
巳	음	화(여름·낮)		천	생	금국의 생
午	양				왕	화국의 왕
未	음		◎		묘	목국의 묘
申	양	금(가을·저녁)		인(음)	생	수국의 생
酉	음				왕	금국의 왕
戌	양		◎		묘	화국의 묘

이와 같이 다소 벗어난 점도 있지만 이 벗어난 정도는 강하게 받고 있는 기운이 전체 속에서 어느 정도의 비율을 차지하고 있는가에 좌우된다(生旺墓의 예는 89, 90쪽 참조).

앞에서 서술한 天人地의 삼재를 고려하면 결국 만물은 天人地라는 삼재의 구조를 가지고 生旺墓삼재의 자취를 그리고 있는 운동체라고 말할 수 있다.

▶ 음양 속에 삼재가 있다

음양론에 있어서 음양과 삼재의 구체적인 예를 함께 보면 제목의 의미를 잘 알 수 있을 것이다.

지금부터 혈관을 예로 들어 음양과 삼재의 多重層구조, 음방향순환·양방향순환에 있어서 三才(三陰三陽의 성립), 十二支에 있어서 삼재의 구조와 작용에 관해서 그림으로 풀어 보겠다.

<혈관을 예로 든 음양·삼재의 구조>

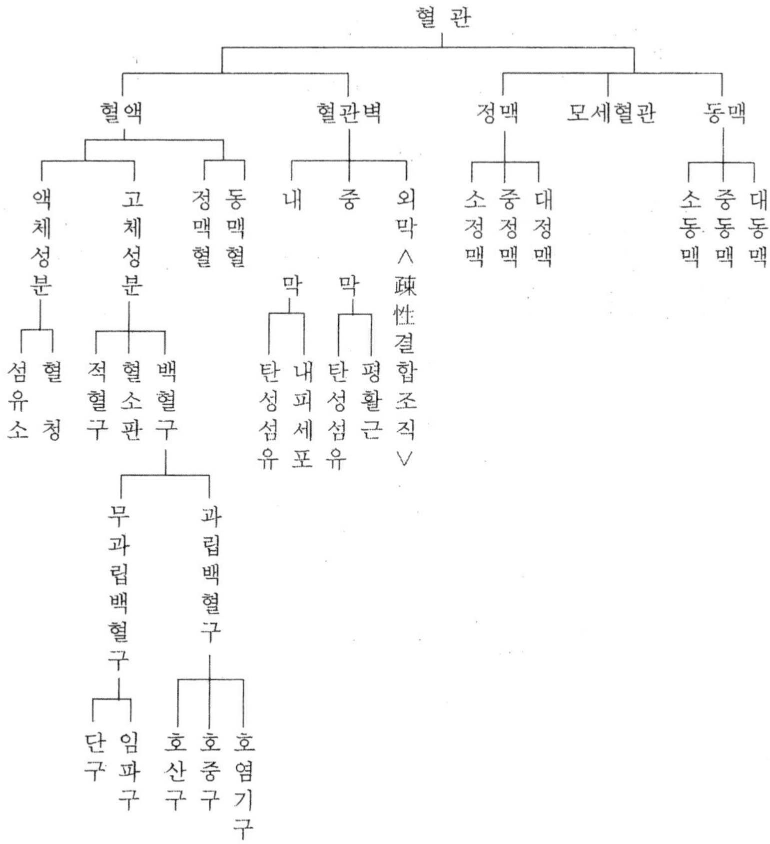

<삼음 · 삼양의 성립>

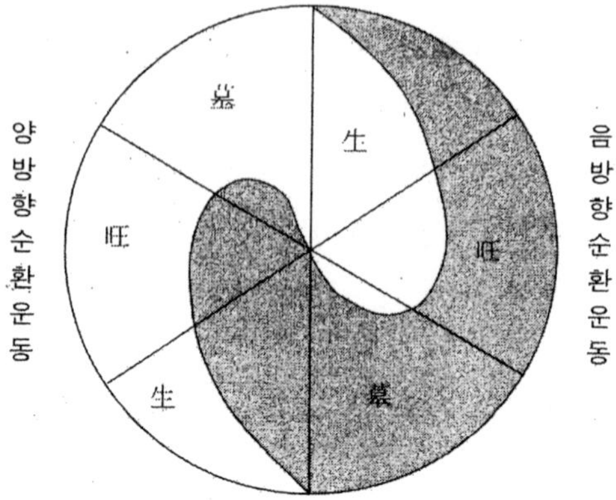

양방향순환운동의 生=소양　　음방향순환운동의 生=소음
양방향순환운동의 旺=양명　　음방향순환운동의 旺=태음
양방향순환운동의 墓=태양　　음방향순환운동의 墓=궐음

<사기의 삼합>

局이라는 것은 여러 가지가 모여 하나의 그룹을 형성한 것. 三合이라는 것은 生王墓라는 세 개의 힘이 모여 하나의 보다 큰 힘을 형성한 것. 이 원리를 응용한 것이 「삼합법」이다.

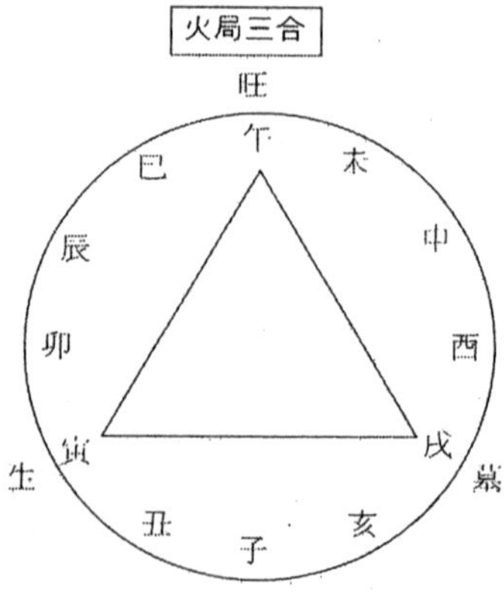

木局三合

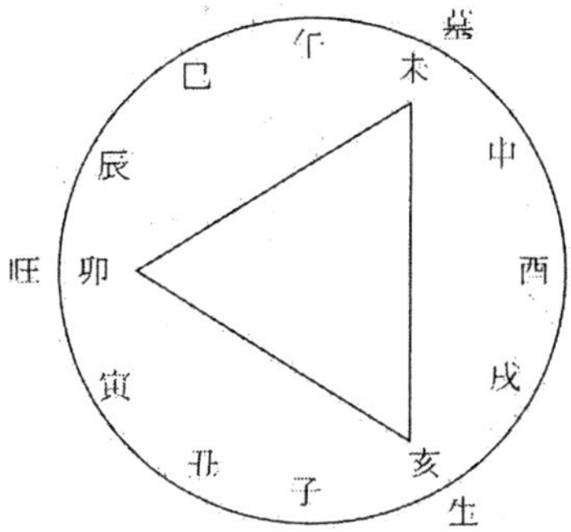

水局三合

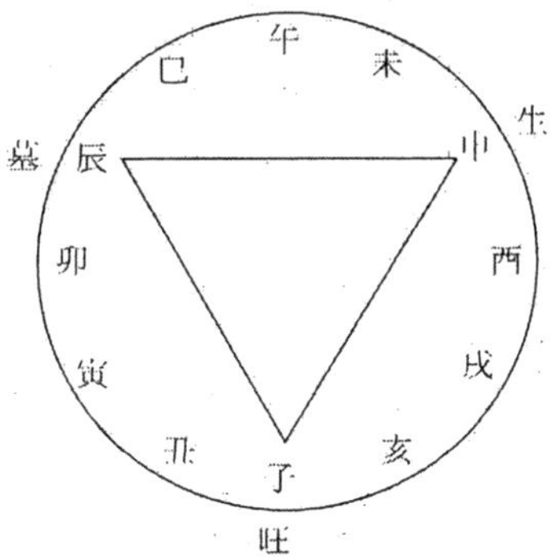

金局三合

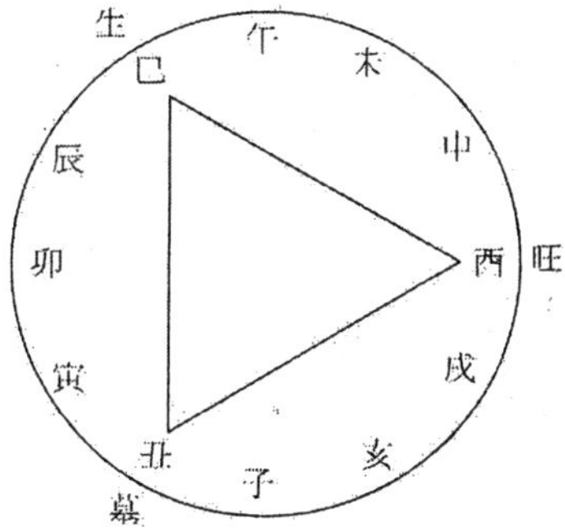

<십이기의 삼재>

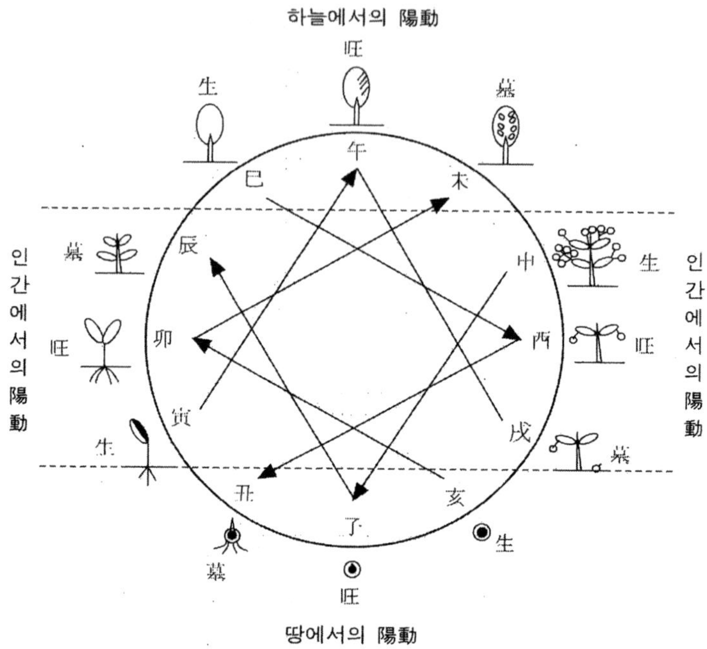

<方合의 各局>

	생	왕	묘
천(화국)	巳	午	未
인(목국)	寅	卯	辰
인(금국)	申	酉	戌
지(수국)	亥	子	丑

▶ 「三」이 갖는 의미

동양에서 3이라는 숫자는 「무한」이라든가 「모든」이라는 의미를 가지고 있다고 여겨진다. 왜 이러한 의미가 가능할까.

이것은 음양은 만물의 부모이고 「1+2」는 무한한 것으로 바꾸어 갈 수 있기 때문이다. 즉 양의 시작인 1과 음의 시작인 2의 합이 3으로 나타나는 것이다.

「1+2=3」으로 되는 통일체는 또 다른 통일체와 함께 음양의 관계를 이루면서 새로운 통일체를 계속 형성해 갈 수 있다.

이 끝없이 계속되어 가는 생성의 관계를 숫자로 표현하면 「3×3=9」인데, 이 9라는 숫자는 생성수 마지막 최고의 숫자, 즉 최고에 이른 숫자이다. 9 다음의 숫자는 10이 되어, 0의 太極으로 환원되어 버린다. 이렇게 해서 3이라는 숫자는 그 자체의 의미뿐만 아니라 동시에 무한대 數로도 나아갈 수 있다는 것을 나타낸다.

한자에서도 같은 글자를 세 번 중복함으로써 넓고 크며 많음을 나타낸다.

예를 들면

森 — 나무가 많다

品 — 많은 입을 표현한 것으로 많은 물건을 나타낸다

晶 — 日이 세 개로 「밝다」 「명백하다」의 의미이다

蟲 — 虫의 본래 글자. 虫은 살무사의 형상으로 이것이 세 개 모여 벌레의 총칭을 나타낸다

轟 — 많은 자동차가 내는 소리이다

姦 — 시끄럽다의 뜻으로 의롭고 바르지 않다는 의미를 내포한다. 「奸」과 의미가 같다

協 — 力은 사람의 근육모양. 힘을 합하는 일

雧 — 集의 본래 글자. 많은 새가 나무 위에 앉아 있는 형상

聶 — 귓전에 대고 작은 소리로 말하는 것

鱻 — 「鮮」과 같다. 신선하다는 의미

毳 — 텁수룩한 털을 말한다

이 밖에 芔, 磊, 孱, 囁, 麤, 壘, 皛, 羴, 焱 등이 있다.

이처럼 삼재라는 것은 우주의 무한한 활동을 나타내고 있는 부호

인 것이다.

〈강의〉 三才원리의 응용

삼재의 원리는 꽃꽂이의 華道와 茶道를 비롯하여 사회의 여러 면에서 응용되고 있지만 의학에서는 현재 그다지 사용되고 있지 않은 듯합니다. 고전에는 강조하고 있는데도 불구하고 그 사용방법을 잘 모르는 것 같습니다. 지금부터 잘 알아서 응용하도록 하십시오.

팔 하나에도 여러 가지 삼재가 있다는 것은 앞에 제시한 표에서 잘 아셨을 것이라고 생각합니다. 그리고 표에는 나타내지 않았습니다만 얼굴도 세 개로 나누어집니다. 이것을 「上停」「中停」「下停」이라고 합니다.

▶ 얼굴의 삼재

모든 인체는 2, 3, 5로 나뉘어 있습니다. 얼굴을 보면 왼쪽과 오른쪽의 음양, 즉 두 개의 눈썹, 두 개의 눈, 두 개의 귀, 위아래 입술, 두 개의 콧구멍 등의 음양이 있으며, 코를 중심으로 눈썹·눈·귀·입이 있습니다. 또한 아래의 그림에서 보여 주듯이 얼굴에는 上停, 中停, 下停의 삼재가 있습니다. 이 삼재에 관해서 여러분들은 별로 들어 본 적이 없었을 것이라고 생각하고 여기에서 간단하게 설명하겠습니다. 여기에서 좀 알아두셨으면 하는 것은 얼굴의 삼재는 단지 上停·中停·下停뿐만이 아니고 귀는 耳輪·耳郭·垂珠의 세 개로, 눈도 眴·睛·瞳의 삼재로 이루어져 있다는 것입니다. 이와 같이 얼굴의 삼재는 어디에도 있게 됩니다.

<얼굴의 삼재>

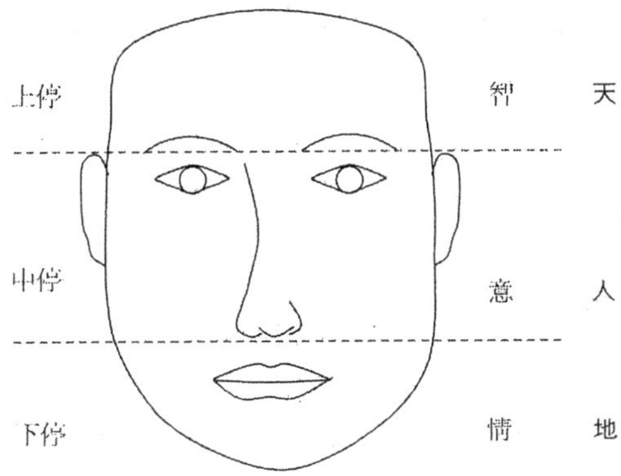

上停은 그 사람의 初年運 즉 부모에게 사랑을 받았는지 못 받았는지, 어렸을 때 어떠했는가를 봅니다. 上停은 天人地 중 天에 해당하는데, 天이 맨 처음에 활동하기 때문입니다. 또한 天과 관계가 있는 선조·부모·손윗사람·知力(두뇌의 크기라든가 어떠한 방향으로 발달되어 있는가 등)·관록·숙명 등이 나타납니다. 다시 말해서 이와 같은 것은 이마의 상태에 따라 알 수 있습니다. 이마가 좁다든가 넓다든가, 상처가 있는지 없는지, 주름과 점 등이 있는지 등은 전부 의미 있는 것입니다. 이마가 좁거나 상처 등이 있으면 부모와의 인연이 멀고 윗사람의 후원도 적으며, 굴곡이 심한 파란만장한 인생이 되기 쉽습니다.

中停은 中年運과 함께 그 사람 자신의 역량과 의지를 나타냅니다. 또한 人氣가 나타나는 것입니다. 특히 코를 보면 그 사람의 의지력을 알 수 있습니다. 코가 너무 높은 사람은 의지가 너무 강하여 「나」라는 생각이 강하며 따라서 자존심이 세다는 것 등을 알 수 있게 됩니다.

「下停은 가정이다」라고 하듯이 下停은 情을 보는 곳입니다. 인체의 장기로 말하면 腎이 지배하는 곳입니다. 그렇기 때문에 이곳이 발달되어 있는 사람은 상당히 가정적이고 晩年運이 좋습니다. 자식이 만년을 책임지고 있기 때문에 가정적인 사람은 만년운이 좋다고 여겨지고 있습니다. 또한 情이 두텁기 때문에 部下運도 타고납니다.

이상과 같이 얼굴을 보면 그 사람의 이력과 지금 생각하고 있는 것, 나아가서는 장래의 운명까지도 알 수 있습니다. 이와 같은 것도 天人地 삼재와 관련하여 이해하면 쉽게 알 수 있게 될 것입니다. 그러므로 望診이 뛰어나면 본인이 미처 깨닫지 못하는 것까지 전부 알 수 있게 됩니다. 질병을 치료하는 의사가 되려고 하면 이와 같은 앎의 힘을 기를 필요가 있습니다.

▶ 질병의 生旺墓

여기에서는 치료에 관하여 간단하게 다루어 보겠습니다. 실제로 임상에 임할 때는 질병의 生旺墓를 안다는 것은 매우 중요합니다. 병세가 生일 때에는 生의 치료방법이 있고, 旺일 때에는 旺의 치료방법이 있습니다. 또한 병세가 墓에 들어가면 상당히 치료하기 쉽습니다.

환자가 여기저기 병원으로 돌아다니고 있을 때의 병은 旺의 상태입니다. 이때는 좀처럼 낫지 않습니다. 그러나 이 병원 저 병원 돌아다니는 동안에 墓에 가까이 다가오면 지금까지 어려운 병이었다 하더라도 신통하게 잘 낫는 경우가 있게 되지요.

만약 환자의 병이 旺일 때에 온다면 「이것은 이러이러한 상태로 되어 있기 때문에 지금 금방은 잘 낫지 않습니다」라고 분명하게 이야기할 필요가 있습니다. 이렇게 납득을 시키면 설사 낫지 않는다 하더라도 의사가 실력이 없다고는 생각하지 않겠지요.

그러나 이렇게 하기 위해서는 병의 豫後를 정확하게 판단할 수 있는 힘을 기르지 않으면 안 됩니다. 치료를 하더라도, 공부를 하더라도, 일을 하더라도 앞으로 어떻게 될지 모르면 불안해지고 지금까지 쌓은 공적이 소용 없게 되는 일이 있습니다. 앞날을 꿰뚫어볼 수 있는 힘을 기르는 하나의 방정식이 바로 삼재입니다.

삼재의 성립과 삼재로 되어 있는 것을 알면 어떠한 식으로 꿰뚫어 보는 것이 좋은가를 알 수 있게 되지요. 여기에 음양과 오행의 사고방식을 더하면 더 잘 알 수 있지요. 음양·삼재·오행은 서로 다른 것이 아닙니다. 서로 다른 관점으로 보고 있을 뿐입니다. 二, 三, 五는 동시에 성립되어 있습니다. 단지 인간은 평면사고를 하고 있기 때문에 이를 다시 분해하여 생각하지 않으면 잘 알 수 없습니다. 분해하여 생각한다는 것은 편견을 가지기 쉽고, 한 면밖에 알 수 없게 되는 단점이 있어 좋은 방법은 아닙니다만, 이해를 쉽게 하기 위해서는 편의상 나누어 생각하는 것이 도움이 됩니다. 이 때문에 지식으로서 배울 때는 분석을 하더라도 실제로 응용할 경우에는 하나로 통합시켜 사용하여야 합니다. 음양과 삼재와 오행이 또한 삼재로 되어 있기 때문입니다.

3. 十二氣에 있어서 삼재

十干이 하늘의 기운을 나타내는 줄기인데 반해서 十二支는 땅의 기운을 나타내는 나뭇가지이다. 十二支에 붙어 있는 동물이름은 十二氣를 나타내는 부호이고 일반 사람들에게 외우기 쉽도록 편의상 빌려온 것이다. 따라서 이들 동물과의 직접적인 관계는 별로 없다.

여기에서는 십이지의 삼재를 살펴보면서 십이지 각각의 의미에 관해서 소개하겠다.

<12支에 나타난 달과 시간>

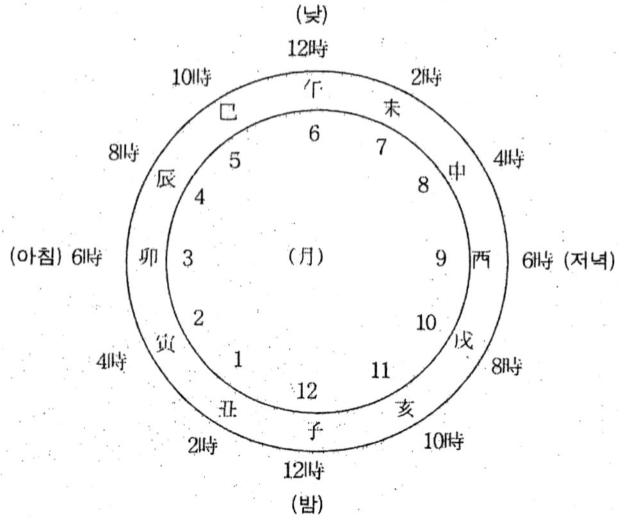

<12支 속에 움직이고 있는 삼재>

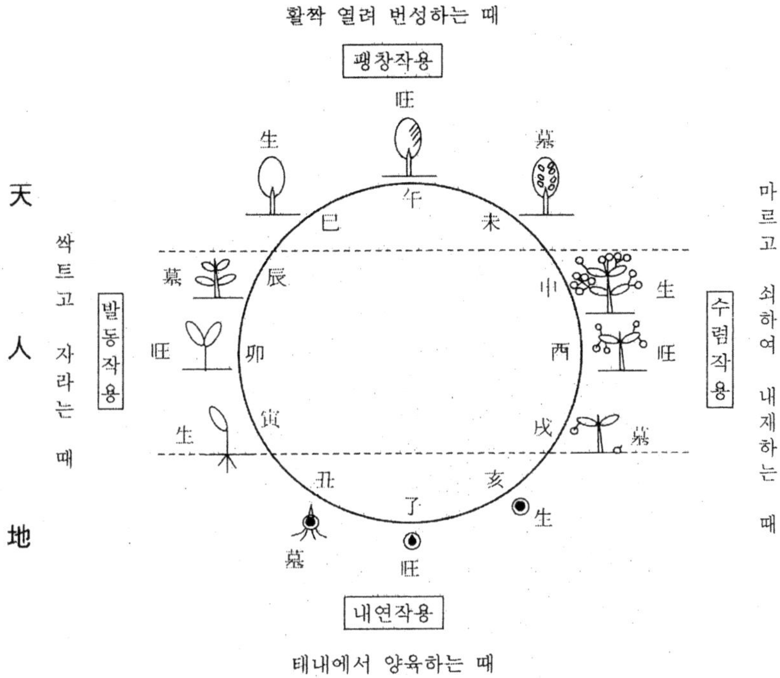

<사계를 형성하는 생왕묘·삼재>

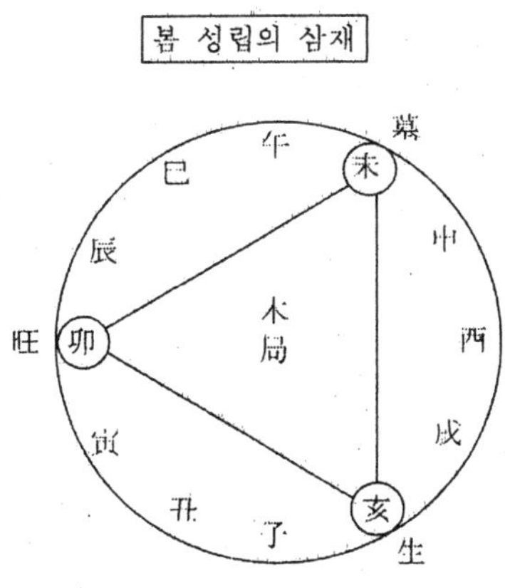

여름 성립의 삼재

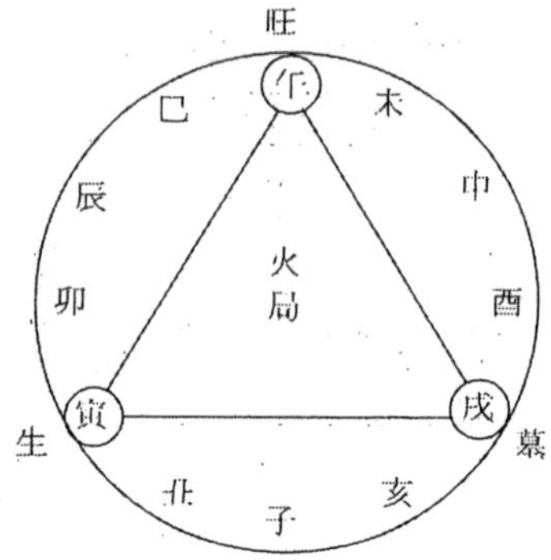

가을 성립의 삼재

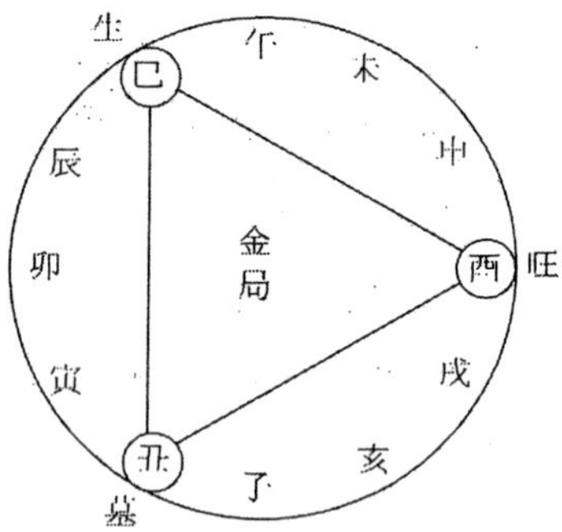

겨울 성립의 삼재

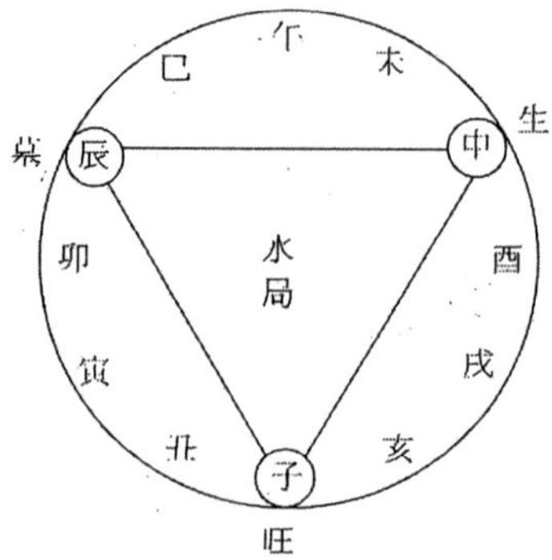

▶ 十二支라는 것은

십이지라는 것은 子·丑·寅·卯·辰·巳·午·未·申·酉·戌·亥의 열두 동물이름으로 알려져 있지만, 본래는 지상에 있어서의 열두 종류의 대기작용을 나타내는 부호이다.

요컨대 사계절의 四氣기능을 더 자세하게 나누고 있는 것이 十二氣의 대기작용이고, 이것을 이름하기 위한 부호가 十二支이다.

이 十二支의 부호를 사용하고 있는 것은 「子年」「丑年」처럼 年을 세는 경우와 「子月」「丑月」 등과 같이 月을 헤아리는 경우, 「子의 日」「丑의 日」이라고 하는 것처럼 日을 세는 경우, 「子의 刻」「丑의 刻」 등과 같이 시각을 나타내는 것 등이 있지만 전부 우주의 윤회시간을 헤아리기 위한 부호로서 사용된다.

또한 십이지는 시간의 순환을 나타내는 부호로서뿐만 아니라 각각은 十二氣라는 대기작용의 기능을 알기 쉽게 표현하고 있는 대표문자이기도 하다.

◐ 열두 종류의 대기작용 ◑

子의 작용

子라는 글자는 「孳」와 같은 의미인데, 즉 胎中에 「아이를 잉태하다」는 의미이다. 자연계에서는 땅속의 모태인 뿌리(子)에게 양기를 발생시키는 생명의 內燃運動을 나타내고 있다. 1년 중에서는 12월의 대기작용을 나타내고 陰의 대지인 땅속에 陽을 품고 있는 상태를 나타내고 있다.

사람으로 말하면 모태의 나팔관 속에서 난자와 정자가 일체가 되어 아이를 임신한 상태이다.

지상에서는 겨울의 한풍을 맞이하여 만물이 내재되고, 지하에서는 바깥온도와 반비례하여 보온력이 높아지며 種核이 발아하려 하고 있다.

<한겨울>

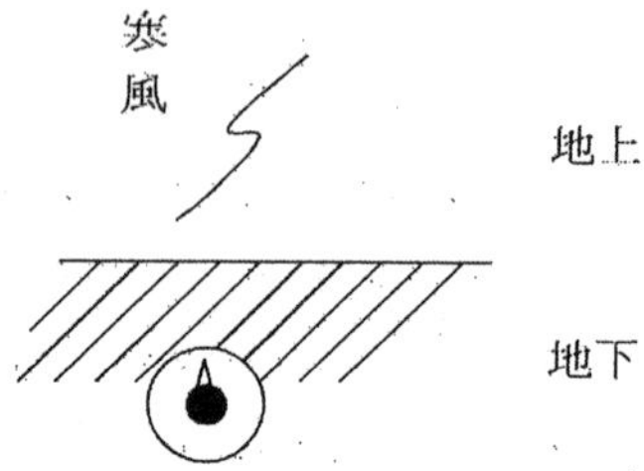

종핵이 들어 있는 씨의 모습.
씨의 氣가 작용하여 종핵이
잉태하고 있다.

丑의 작용

丑이라는 글자는 「紐」로부터 이루어졌는데, 즉 「끈」의 의미가 있다.

이것은 子일 때 품고 있었던 종자가 뿌리를 내림에 따라 대지의 모태와 뿌리가 끈처럼 하나가 되어 地氣에게 양육되고 있음을 나타낸다.

사람으로 말하면 모태 안의 나팔관에서 수정된 난자가 자궁체에 착상하고 엄마와 배꼽의 가는 끈의 뿌리로 일체화되어 양육되는 모습인데, 이 胎養의 활동을 丑의 글자로 나타내고 있다.

지상은 한기가 더욱 심해진 大寒이 되지만 지하는 이와 반비례하여 점점 보온력이 높아지고 胎養力이 부쩍부쩍 늘어나 發芽力이 강해지며 충실해질 때이다.

<늦겨울>

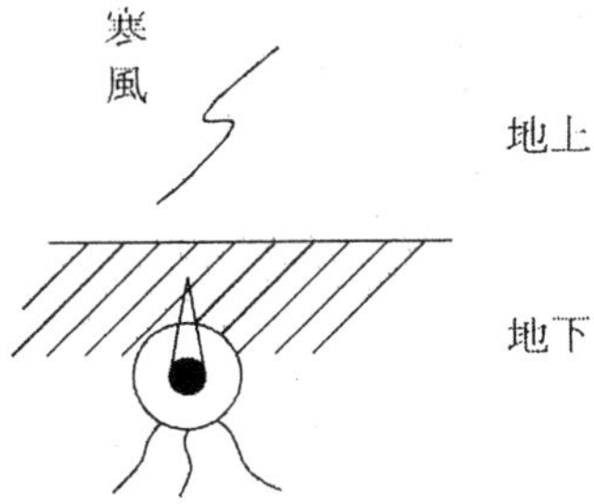

丑의 뿌리기운이 작용하여 胎養하고 있다.

寅의 작용

寅이라는 글자는 「演」에서 이루어졌는데, 즉 「자란다」는 뜻이다. 子와 丑의 시기에 땅속에서 胎養하고 있었던 기운이 드디어 대지의 무거운 벽을 뚫고 지상의 대기중으로 힘껏 뻗어 나가려는 모습이다.

사람으로 말하면 지금까지 태 속에서 양육되고 있었던 것이 모태 밖으로 탄생되고 유아로서 무럭무럭 자라게 되는 때에 해당한다.

지상의 추위는 풀리고 서서히 가열되는 초봄의 시기이며, 지상의 초목은 이 가열작용으로 發芽, 伸張된다.

<이른봄>

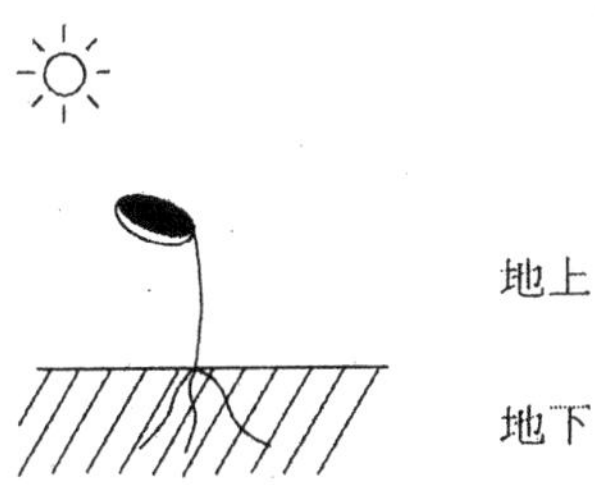

寅의 기가 작용하여 발아 신장하고 있다.

卯의 작용

卯라는 글자는 「茆」로부터 이루어졌는데, 즉 「활발하게 뻗어 나간다」는 뜻이다. 寅의 시기에서 지상으로 외피를 쓰고 발아했던 것이 이번에는 양쪽으로 잎이 자라나서 활발하게 뻗어 나가려는 모양이다.

사람으로 말하면 유아기를 갓 벗어난 소년기에 해당한다.

지상에서는 점점 가열되어 仲春의 기운이 초목을 왕성하게 자라게 하는 때이다.

<한봄>

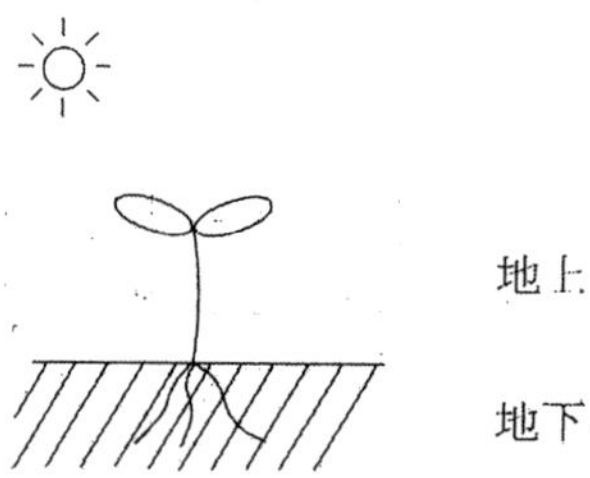

卯의 기가 작용하여 쌍엽으로 되고, 초목은 쭉쭉 위로 자란다.

辰의 작용

辰이라는 글자는 「震」에서 성립하여 「분기한다」는 의미이다. 卯에서 활발하게 뻗어 나왔던 것이 더욱 분기하고 초목은 쭉쭉 뻗어 나가는 때이다.

사람으로 말하면 한창 커 나가는 소년기이므로 활발하게 움직여 돌아다니는 성장기이다.

태양이 좀더 지상에 가까워지고 최고로 가열되는 晩春이 되며 양기가 부쩍부쩍 커 가는 때이다.

<늦봄>

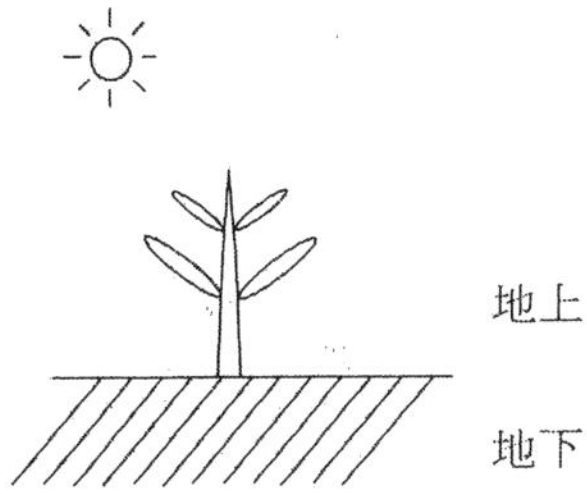

辰의 기가 움직여 초목은
떨치듯이 위로 뻗는다.

巳의 작용

巳라는 글자는 「紀」에서 이루어졌는데 「멈추기 시작한다」는 뜻이다. 이 紀는 終始點을 표시하는 글자로서 성장의 결정체인 種核은 巳로부터 시작하고, 이와 동시에 성장·신장의 운동은 巳에서 멈춘다는 뜻이다.

즉, 巳일 때는 봄기운의 加熱上昇溫에 의한 신장작용이 멈추고, 동시에 여름의 暑熱에 의한 火氣開大作用으로 결실작용이 내재적으로 시작된다.

사람으로 말하면 소년성장기가 끝나고 성인성숙기의 기점에 해당한다. 즉, 辰에서 분기하듯이 자라왔던 키가 巳에서 멈추고 동시에 성인으로서의 출발점이 되기도 하는 시점이다.

지상에서는 초여름을 맞이하게 되고 초목은 완전히 자라게 되며 말단의 枝葉을 한껏 펼치고 있다.

<이른 여름>

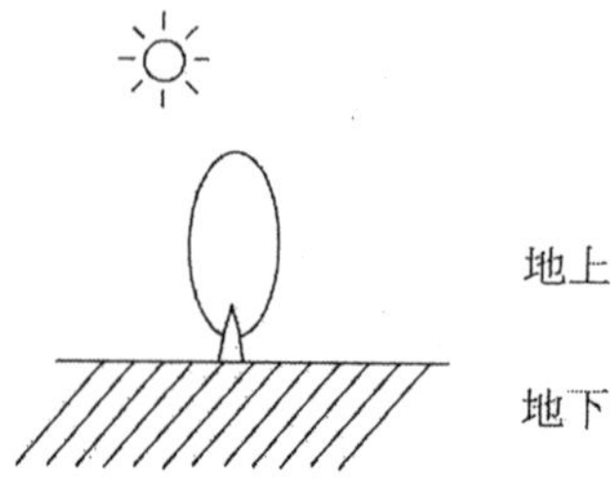

巳의 기가 움직여 초목의 생장이 멈추고, 이 기운에 의해서 결실이 시작된다.

午의 작용

午라는 글자는 「忤」에서 이루어졌는데, 즉 「한창때」라는 의미이다. 午의 시기에서는 巳의 시기에 뻗어 왔던 활동이 멈추고 가지와 잎이 번성해서 최고로 성숙한 상태를 나타낸다.

사람으로 말하면 한창때인 중년기에 해당하는데, 즉 巳의 시기에서 키가 멈추고 午의 시기에서는 자라난 키에 살이 붙어 육체적으로 완전히 성숙한 중년의 한창때에 해당한다.

지상에서는 한여름을 맞이하게 되고 머리 위에 내리비치는 커다란 태양광선을 받은 만물은 그 작용을 말단에까지 멀리 내보내 최고로 팽창하고 있다.

<한여름>

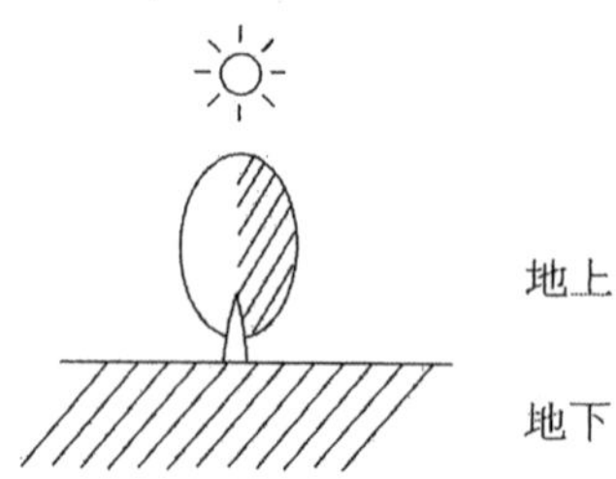

午의 기가 작용하여 양기가 충만하고, 초목이 번성하고 있다.

未의 작용

未라는 글자는「昧」 또는「味」에서 왔다고 여겨지는데, 즉 昧는「밝음이 극에 이르러 어둠이 생겨난다」는 뜻이다. 味는「양기의 원심력으로 지엽확산된 작용이 이제는 잠입해 들어오는 아침저녁의 陰冷한 기운에 의하여 나뭇가지 끝이 수렴응결되어 결실(열매)을 맺게 된다. 이 영향으로 모든 과실의 맛은 未의 氣에 의해서 이루어진다」는 뜻이다.

사람으로 말하면 중년의 가장 활발한 시기가 지나고 몸의 말단에 경직이 나타나기 시작하며, 머리에는 흰머리가 살짝살짝 보이기 시작하는 연령에 해당하는 즉, 중년의 말기이자 늙기 시작하는 초기이다.

여름의 끝이 되면 태양은 되돌아서 가을로 향한다. 이때부터 아침저녁으로는 陰冷한 氣가 일어나며 이 때문에 만물은 말초의 외표에서 수렴작용을 받는다.

<늦여름>

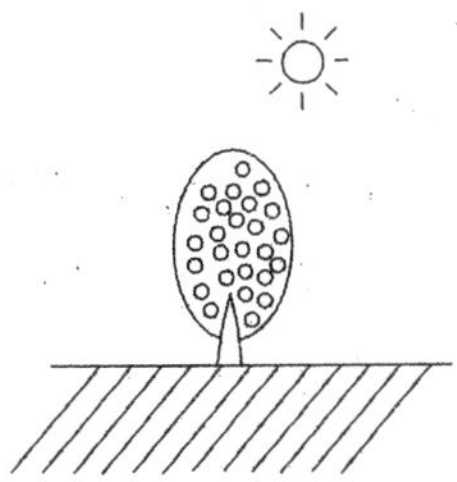

未의 기가 작용하여 결실한다.

申의 작용

申이라는 글자는「伸」에서 이루어졌는데, 즉「陰氣가 뻗어 나간다」는 뜻이다. 이때에는 陰冷한 氣가 일어나기 시작했던 未의 시기보다 더 빠른 속도로 아침저녁의 냉기가 심하여지고, 서늘한 기운이 눈앞에 나타나며 더한층 수렴결실이 이루어진다.

사람으로 말하면 初老期에 들어가고 수렴작용으로 몸은 굳어지며 노화가 한층 더 진행되는 때이다.

태양은 점점 멀어져 가고 지상은 열이 줄어드는 상태가 되며 陰冷한 氣가 뻗어 나감으로써 만물은 더욱더 외표를 단단하게 하는 응결의 방향으로 나아간다.

<이른 가을>

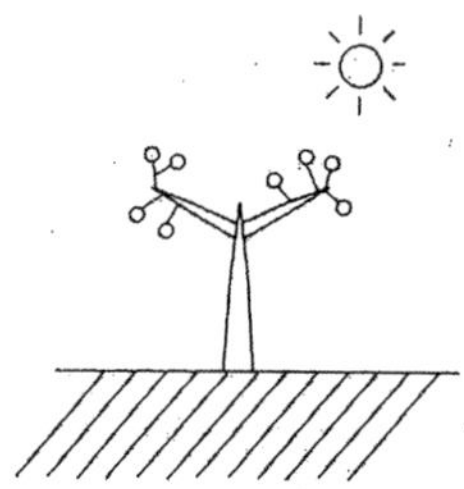

申의 기에 의해서 결실은
늘며 양기는 없어진다.

酉의 작용

酉라는 글자는 「釀」으로부터 이루어지는데, 「釀成·釀造·숙성·노인」의 뜻이다. 申에서 뻗어 나간 음기가 酉에서는 더욱 뭉쳐지며, 초목의 생기는 원심확산성에서 수렴내재성으로 바뀐다. 또한 생기는 모두 뿌리로 되돌아가고 나뭇가지 끝에 남겨진 과실의 결실은 더한층 성숙되는 때인데, 이것을 酉라고 이름 붙이고 있다.

사람으로 말하면 晩老期로서 몸은 수렴경직해지나 정신은 오히려 원숙해지며 근육은 일정한 수렴을 하기 때문에 심기의 흐름은 오히려 쉬워진다. 그러므로 노인은 氣로 살아갈 수 있는 것이다.

냉기가 증가하고 지상에서는 결실이 완숙해지며 땅속의 뿌리로 생기가 되돌아간다. 만물은 外表를 열매처럼 단단하게 하고 양기는 지상으로부터 퍼져 없어지며 땅속에 내재성을 띠게 된다.

<한가을>

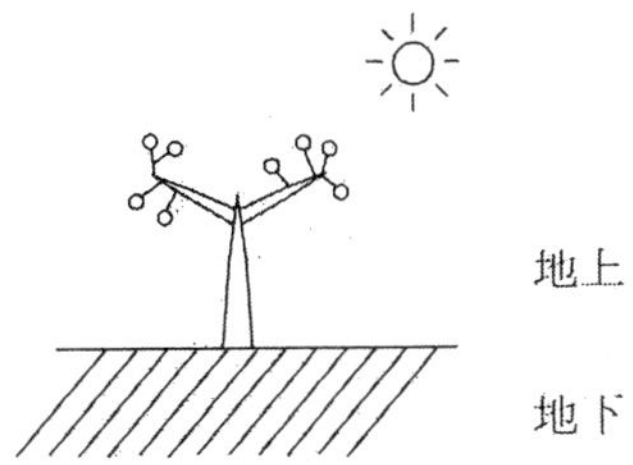

酉의 기에 의하여 가지
끝의 과실은 성숙된다.

戌의 작용

戌이란 글자는 「滅」로부터 이루어졌는데, 즉 「없어진다」는 뜻이다. 陰冷한 氣가 점점 더하여진다. 그러므로 지상의 초목은 이 陰冷殺滅의 氣로 枯死상태가 되며, 生氣는 땅속 뿌리의 깊은 곳으로 되돌아가 대지의 모태로부터 보호를 받는다. 또한 나뭇가지 끝의 열매는 땅에 떨어져 戌의 土에 보호를 받으며 다음 봄의 種核이 될 준비를 한다.

사람으로 말하면 최후의 만년기에 해당하고 생명을 다하여 지상의 현세에서 모습을 감추며, 선조의 뿌리로 되돌아가서 다음 세상의 種核이 된다.

지상은 냉기가 더하여지고 모든 기는 땅속에 내재·내장하려고 하는 때이다. 만물은 외부의 냉기에 대비하여 외표를 단단하게 하며 겨울잠 태세에 들어간다. 戌의 날에 임산부가 腹帶를 하는 관습은 수렴해서 지키는 戌의 기능을 응용하기 위함이다.*

역주: *) 일본에서는 임산부가 복대를 할 때 「戌」의 날을 택하여 한다.

<늦가을>

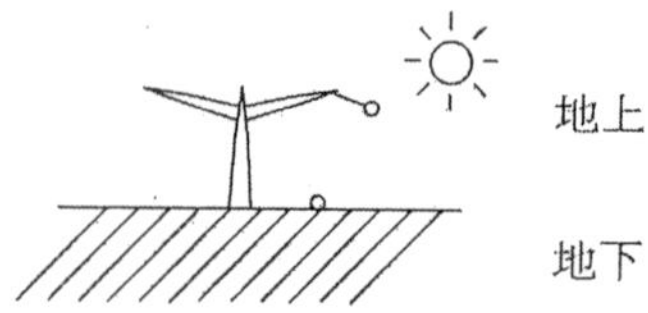

戌의 기에 의하여 나무 위의 과실은
땅 위에 떨어져 종핵으로서 보존된다.

亥의 작용

亥라는 글자는 「核」으로부터 이루어졌는데, 즉 「핵을 이룬다」는 뜻이다. 陰冷한 氣가 강해지고, 지상에서는 寒風이 불어 지표가 점점 냉각된다. 이 냉각의 반작용으로 땅속에서는 적당한 地溫이 발생하며 戌의 土에 보호받고 있던 종자가 種核을 확립시켜 발아의 방향으로 작용하게 한다.

사람으로 말하면 인체의 시작인 정자·난자가 핵을 이루는데, 이 핵 속에 생명이 깃들여 있으며 심신으로서의 핵이 형성된다.

자연계의 생물은 이때부터 생명의 대출발을 하게 된다. 이것을 「天門」이라 하는데, 만물의 출발점이 된다.

<초겨울>

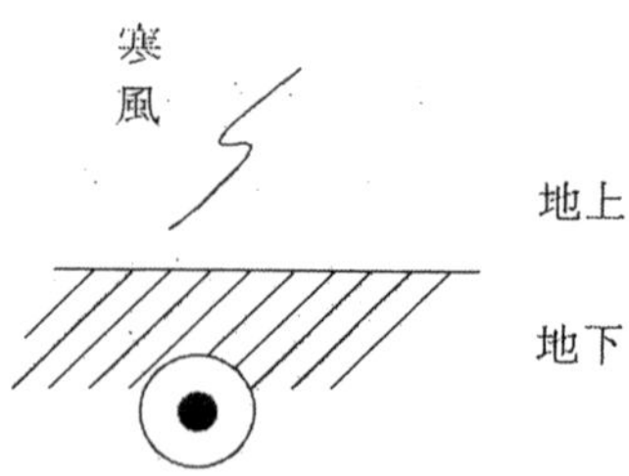

亥의 기에 의해서 생명
이 핵을 이루고 있다.

월	십이지	원래의 글자	그 림	의 미
12월	子	孳	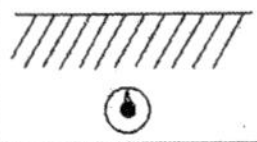	추운 겨울의 땅속에서 陽氣를 종자 속의 싹으로서 품고 있는 모습. 사람으로 말하면 난자가 정자를 받아들인 모습
1월	丑	紐	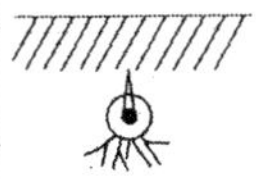	종자가 땅속에서 뿌리를 내린 모습. 사람으로 말하면 난자가 자궁벽에 착상하여 고정되며, 드디어 태아가 배꼽줄을 내민 모습
2월	寅	演	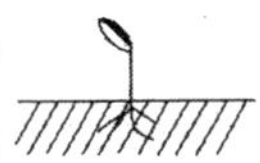	발아의 모습. 靜的인 데서 動的으로 변화한 모습. 사람에겐 탄생에 해당
3월	卯	茆	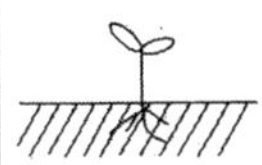	쌍엽이 무성하게 나온 모습. 木氣가 왕성. 사람으로 말하면 7세쯤으로 腎氣가 고조되고, 머리카락이 자라며, 치아가 영구치로 새로 난다
4월	辰	震	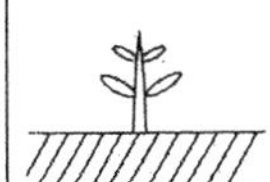	무럭무럭 커 가는 모습. 사람의 경우 15세쯤인데, 즉 여자는 월경이 시작되고, 남자는 정액이 이루어진다
5월	巳	巳・紀	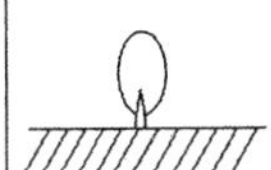	성장이 멈추고 이에 완성된다. 또한 열매의 근본을 만드는 때. 사람의 경우 20세의 성인으로 腎氣가 몸 구석구석까지 골고루 미친다
6월	午	忤	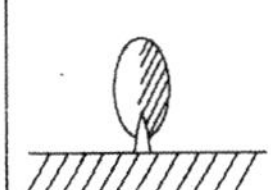	성장이 도달한 뒤의 살이 붙는 시기. 즉, 여유기. 외견은 활발하지만, 이미 음기가 들어오기 시작한다. 사람의 경우 30세쯤으로 신체의 힘이 최고에 달한다
7월	未	眛・味	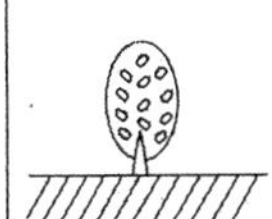	한여름과 한낮에 태양의 뜨거움으로 멍하게 얼빠져 있는 시기이면서, 또한 냉기에 의해 열매에 맛이 들기 시작한다. 사람의 경우 40세쯤으로 신기가 약해지기 시작하고 털이 빠지며, 얼굴이 수척해지고 치아가 흔들리기 시작한다

8월	申	伸	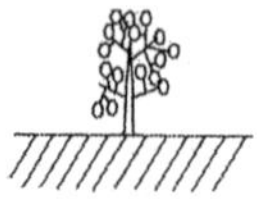	음기가 부쩍부쩍 늘어나며, 열매가 성숙하는 모습. 사람의 경우 50세쯤으로 양명·소양·태양이라는 3개의 양맥이 약해진다. 특히 안면을 이루는 양기가 쇠퇴하기 때문에 얼굴은 완전히 수척해지고, 머리카락도 세기 시작한다
9월	酉	釀	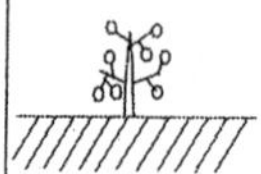	늙음이 이루어지는 모습. 술로 치면 양조되었을 때. 곡물을 수확할 시기. 사람의 경우 55－60세쯤. 여자는 월경이 없어지고, 남자는 발기에 지장이 생기며, 따라서 육체 전체가 늙는다
10월	戌	滅	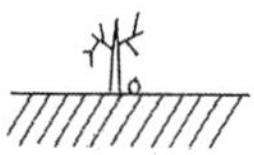	열매가 땅 위에 떨어지고, 다음 세대에 종자로 되는 것과 그대로 죽어 버리는 것으로 선택되는 때. 종자로 되는 것은 대지에 갈무리된다. 사람의 경우 70세 이상에서 머리카락은 완전히 세게 되든가, 전부 빠지든가 하고, 치아도 빠지며, 제대로 걷지도 못하게 된다. 결국은 죽어 흙으로 돌아간다
11월	亥	核	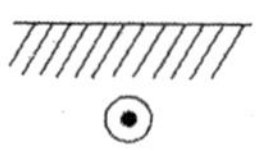	종자 속에서 핵이 확립되는 때. 사람의 경우 정자와 난자가 부모의 몸에서 만들어지는 때

4. 五行의 법칙

▩ 五行의 성립과정

오행에서 「行」이라는 것은 「순환」의 의미이다. 따라서 오행이라는 것은 「다섯 개의 순환」이라고 풀이할 수 있다.

이것은 음양론 제4공식에서 서술했던 양방향순환·음방향순환의 두 기능을 한번 더 나누어서 네 개의 기능 즉, 木·火·金·水로 하고, 여기에 土의 기능을 더한 다섯 개로 한 것이다. 土의 기능은 오행론에 들어와서 비로소 적극적으로 전개되기 시작하며 土가 있음으로써 오행론을 특색있게 만들고 있다.

그러면 먼저 木火金水의 성립을 설명하고 나중에 土에 대하여 덧붙임으로써 오행의 성립을 전부 서술하기로 한다.

▶ 木火金水의 성립

음양론에서 만물은 「생성－발전－성숙－쇠퇴－소멸」의 과정을 거치는 운동체라고 이야기했다. 이것은 통일체를 구성하는 음양의 量적 비율이 끊임없이 변화함으로써 이루어지는데, 이 변화에는 陽이 증대하는 양방향순환과 陰이 증대하는 음방향순환의 두 가지가 있다.

즉, 만물의 성쇠변화는 양방향순환・음방향순환의 활동에 따르고 있는 것이다.

예를 들면 식물은 양방향순환의 활동으로 발아하고 무성해지며, 이와 반대로 음방향순환의 활동으로 시들어간다. 또한 공이 위로 날아 올라가는 것은 양방향순환의 활동이고, 아래로 떨어지는 것은 음방향순환의 활동에 의한 것이다.

이 양방향순환・음방향순환의 활동을 좀더 자세히 분해하여 나타낸 것이 木火金水의 기능이다. 이것을 그림으로 나타내면 다음과 같이 된다.

<木火金水의 성립>

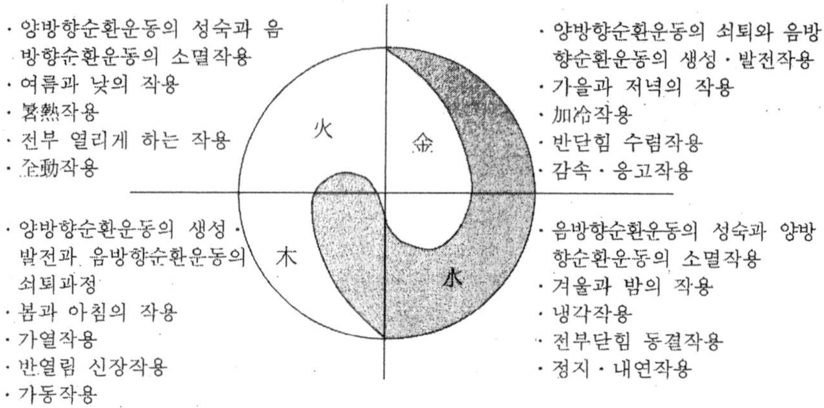

木氣

이 木氣는 양방향순환의 생성 · 발전이므로 음방향순환에서는 쇠퇴시키는 작용을 한다. 그러므로 음양으로부터 이루어진 통일체는 陽的 측면을 증대시키면서 동시에 陰的 측면을 쇠퇴시킨다. 따라서 이때는 陽이 주가 되어 있는 것은 생성 · 발전하고, 陰이 주가 되어 있는 것은 쇠퇴한다. 사계절의 활동으로 말하면 봄에 해당한다.

겨울철의 추위로 응고되어 있던 것이 봄의 加熱暖氣에 의해서 용해 · 팽창하고 발아 · 성장해 간다. 全閉에서 全開로 가는 과정에서의 半開작용이 이루어지는 때이다. 이 계절에서의 특징을 지상에서는 발아 · 신장하는 초목 등의 모습에서 알 수 있다. 여기서 「木」이라는 부호를 가져온 것이다.

火氣

양방향순환의 성숙과 동시에 음방향순환의 소멸이라는 작용을 한다. 즉, 陽이 주가 되어 이루어져 있는 것은 성숙하고, 陰이 주가 되어 이루어진 것은 소멸한다. 사계절의 활동으로 말하면 여름에 해당한다.

봄의 加熱暖氣가 더욱 성하여 1년 중에서 가장 더울 때이다. 지금까지 발육과정에 있었던 것은 최대의 모습으로 성장하고 활짝 열리게 된다. 全開작용이다. 이 계절의 특징은 뜨거운 열이며 태양의 존재를 가장 크게 느낀다. 이 열기의 특징으로 「火」라는 부호를 가져왔다.

金氣

양방향순환의 쇠퇴와 동시에 음방향순환의 생성·발전 기능이다. 陽이 주가 되어 이루어진 것은 쇠퇴하고 陰이 주가 되어 이루어진 것은 생성·발전한다. 사계절의 활동으로 말하면 가을에 해당한다.

이 계절은 기온이 하강하는 때이고 활짝 열려 있던 초목의 잎을 시들게 하며 生氣를 뿌리로 내장시켜 수렴응고시킨다. 半開작용이다. 수렴응고하여 고형화시키는 기능에서 「金」이라는 부호를 붙였다.

水氣

음방향순환의 성숙과 동시에 양방향순환의 소멸기능을 말한다. 陽이 주가 되어 이루어져 있는 것은 소멸함과 동시에 또 다른 방향에서는 완전히 새로운 陽의 생성을 준비한다. 陰이 주가 되어 이루어져 있는 것은 성숙한다. 사계절의 작용에서 겨울의 활동이다. 가을의 서늘한 기운에 더욱 차가운 기운이 더하여져서 지상의 초목을 완전히 응고시킴과 동시에 땅속의 종자에 내연성을 부여하여 생명의 핵을 보전시킨다. 全閉內燃作用이다. 이 계절의 특징은 다른 무엇보다도 寒冷하므로 「水」를 대표부호로 한다.

이상과 같이 木火金水는 양방향순환·음방향순환의 활동을 네 개로 나누어 부호로 바꿔 놓은 것이고, 각 부호는 각각의 기능을 대표하는 의미를 가지고 있다.

▶ 土의 기능과 五行의 성립

모든 만물은 시간과 공간이라는 조건 속에 놓여 있다. 따라서 만물은 시간과 공간을 가진 존재라고 말할 수 있다. 바꿔 말하면 만물은 반드시 어딘가의 장소에 속하게 되며 그 위에서 성쇠변화하고 있는 것이다. 장소가 바뀌면 기능과 성격도 변화한다.

간장을 예로 들면 인체 안에 있을 때와 밖으로 끄집어냈을 때는 완전히 다른 기능을 한다. 똑같은 사람에게 있어서도 직장에 있을 때, 가정에 있을 때, 술자리, 고스톱을 하고 있을 때, 전차를 타고 있을 때, 외국에 갔을 때 등 장소가 바뀜에 따라 지위와 역할이 달라진다. 병아리도 껍질 속에 있을 때와 밖에 나왔을 때는 전혀 다른 존재로 된다.

이처럼 만물은 어떤 특정한 장소 안에 있게 된다. 따라서 있게 되는 장소의 영향을 받으면서 기능과 성격이 규제당하고 있다. 이것은 바로 「만물은 장소에 의해서 만들어진다」라고 하는 것이다.

인간은 지구라는 장소를 벗어나서는 태어날 수도 없고 생존할 수도 없다. 肝臟은 인체라고 하는 장소 없이는 만들어지지도 않고 활동할 수도 없다. 적혈구는 혈액이라는 장소 없이는 만들어지지도 않고 활동할 수도 없다. 물고기는 물이 없는 곳이면 태어나지도 못하고 살아갈 수도 없다. 펭귄은 남극 같은 추운 곳이 아니면 생존할 수 없다. 고대문명은 물과 비옥한 토지가 없는 곳에서는 발생할 수가 없었다.

이와 같이 오행론은 사계절의 변화가 뚜렷한 곳이 아니면 만들어질 수 없었을 것이다. 거대한 피라미드도 수많은 노예를 사용할 수 있는 사회가 아니었더라면 만들어질 수 없었을 것이다. 반대로 원자폭탄이나 컴퓨터 같은 것은 발전된 자본주의 사회가 아니면 생겨날 수 없었을 것이다. 시대도 하나의 장소이다. 법률과 도덕 등도 시대에 따라 크게 변화되고 있다. 그리고 이야기 속에서 「이것은 약간 다른 次元의 문제다」라고 말할 때의 「次元」도 하나의 場이다. 또한 「吉方位를 취한다」라고 할 때의 「방위」도 場의 기능을 이용한 것이다.

이와 같이 만물은 장소를 모태로 하여 태어나고 장소 위에서 활기차게 살아가고 있는 것이다. 좀더 정확하게 말하면 장소에 의해서 활기있게 영위되고 있는 것이다. 이 「장소」의 기능을 오행론에서는 「土氣」라는 부호를 붙이고 있다.

앞에 설명한 木火金水 네 개의 氣와 함께 생각하면 土라는 것은 木火金水 네 개의 氣가 구체적으로 활동하는 장소를 말한다. 木火金水의 성립을 설명한 원형의 그림으로 말하면 원 그 자체는 土인 것이다. 그리고 土기능의 중심은 木火金水 네 개의 氣가 모양을 갖추기 위한 소재를 제공한다. 이렇게 함으로써 木火土金水의 다섯 계통으로 이루어진 통일체를 형성하는 것이다.

이상의 관계를 그림으로 나타내면 다음과 같이 된다.

<오행의 성립>

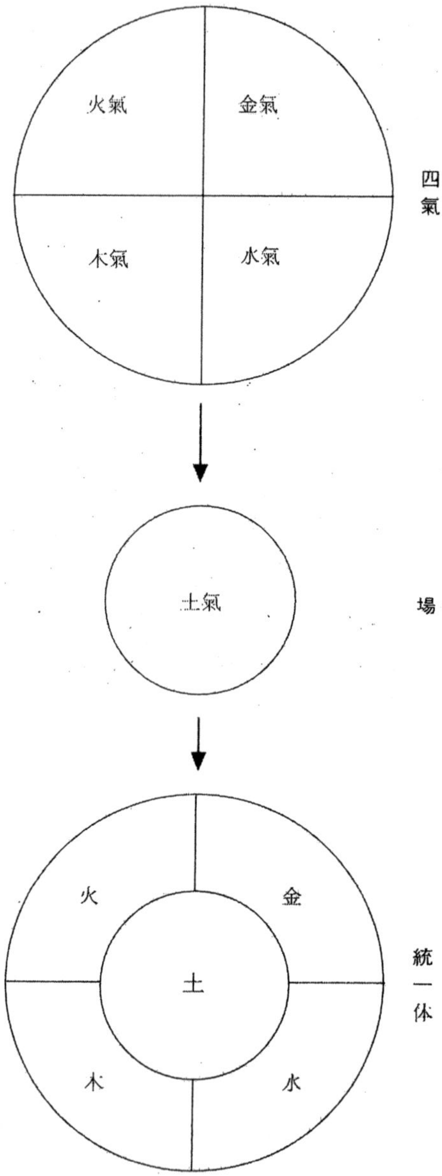

<음양의 성립>

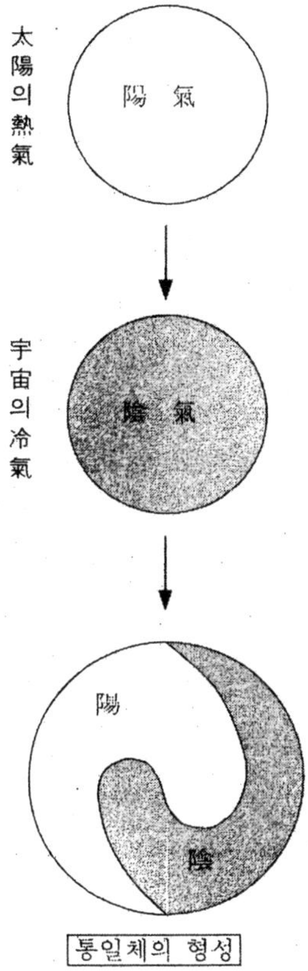

<삼재의 성립>

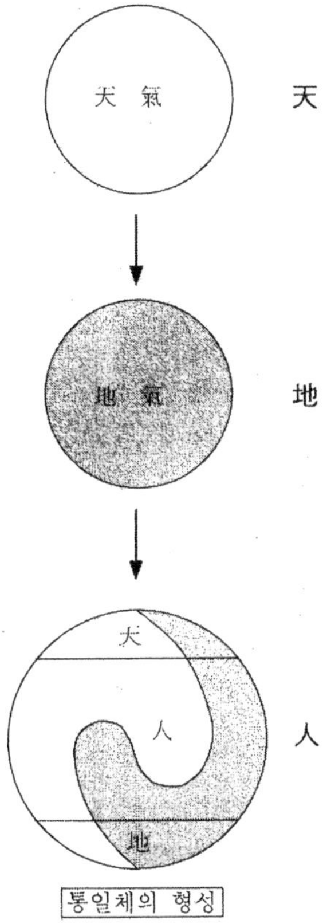

이와 같은 土의 기능은 음양론에서는 음의 활동 속에, 삼재론에서는 地氣의 활동 속에 포함되어 있지만 오행론에서 비로소 처음으로 독립적으로 다루어지게 된다.

앞 페이지 그림의 음양성립에서 알 수 있듯이 누구든지 소속하고 있는 가장 큰 장소(土)는 우주 그 자체이다. 또 삼재의 성립에서 이해할 수 있듯이 지상의 모든 만물이 소속되고 영향을 받고 있는 장소는 지구 그 자체이다. 지구대지의 기능은 장소로서의 기능을 가장 잘 상징하고 있기 때문에 「土」라는 부호를 취하고 있다.

土의 주 기능을 이해했다면 오행의 성립을 포함한 土의 기능에 대하여 좀더 구체적으로 살펴보자.

[1] 만물의 형태는 木火金水 네 개의 氣와 土氣와의 교합으로 만들어져 있기 때문에 그 내부에는 木火土金水로 이루어진 다섯 계통의 구조와 기능을 가지게 된다. 즉, 오행이 성립하게 되는 것이다.

이때 土는 모태로서 통일체의 전체와 관련되어 있다. 따라서 木火土金水의 다섯 계통은 전부 土를 소재로 하여 성립하고, 土의 바탕위에서 각각 고유한 조직과 기능을 가지고 있다. 木火土金水는 모두 土 속의 木火土金水로서 존재한다. 土는 전체임과 동시에 다섯 계통 가운데의 하나로서 존재하게 된다.

예를 들면 肝心脾肺腎의 오장은 인체(脾體)라는 장소를 바탕으로 만들어져 있다. 따라서 오장은 土인 脾體(肌肉)로부터 만들어져 있고, 오장이라는 것은 木火土金水라는 五氣가 잠깐 빌리고 있는 인체(脾體)의 다섯 개의 「賃貸場所」라고 말할 수 있을 것이다. 따라서 土는 인체(脾體) 전체임과 동시에 고유한 하나의 系統 즉, 비장의 소화기 계통으로서 존재하고 있다. 경혈 중 陰經의 土穴이 原穴인 이유도 바로 여기에 있다.

이외에 인체에서 예를 들면 체액을 나타내고 있는 五液 — 淚·汗·涕·涎·唾, 心을 장소로 하고 있는 五志—怒·笑·思憂·悲·恐, 聲을 나타내고 있는 五聲—呼·言·歌·哭·呻, 그리고 五音—角·徵·宮·商·羽, 안면의 감각기를 나타내고 있는 五官 — 目·舌·口唇·鼻·耳 등이다.

인체 이외의 식물을 보면 五穀 — 麥·黍·粟·稻·豆, 五菜 — 韮(부추)·薤(염교)·葵(아욱)·葱(파)·藿(콩), 五果 — 李(자두)·杏(살구)·棗(대추)·桃(복숭아)·栗(밤)이며, 색을 장소로 하고 있는 것은 五色 — 靑·赤·黃·白·黑, 동물에서는 五畜 — 鷄·羊·牛·馬·豚 등이다.

그리고 土는 木火土金水를 하나의 통일체로 통괄하고 있기 때문에 평형작용·중화작용·중용작용이 있다고 할 수 있다. 그러나 이 평형중화작용은 결코 靜態的인 것이 아니고 다음에 보는 것처럼 土의 변화작용 속에서의 평형중화작용이므로 動態的인 것이다. 즉, 통일체는 「생성-소멸」의 변화운동을 하면서 이 속에서 통일성을 항상 유지하는 것이다.

이와 같이 土는 변화작용과 평형작용이라는 두 기능을 동시에 행하고 있다.

[2] 만물은 木火土金水라는 다섯 계통의 조직으로 이루어져 있지만 그 중에서 木氣의 활동을 가장 강하게 받고 있는 것, 火氣의 활동을 가장 강하게 받고 있는 것, 土氣의 활동을 가장 강하게 받고 있는 것, 金氣의 활동을 가장 강하게 받고 있는 것, 水氣의 활동을 가장 강하게 받고 있는 것 등의 다섯 계통으로 나눌 수 있다. 이와 같이 분류하여 구체적인 예를 든 것이 다음 절의 「사회에 있어서 五氣의 활동」이다.

[3] 만물은 土를 모태로 하여 만들어지고 土를 기반으로 하여 성쇠하며 그리고 마지막으로 소멸하여 土로 돌아간다. 土는 모태이고 기반이며 묘지이다. 이 때문에 土에는 만물을 생성함과 동시에 죽어 없어져 가는 변화작용이 있다고 할 수 있다. 이것을 일반적으로는 「土化作用」이라고 부른다. 일단 土가 생성·육성되면 이때부터는 소멸을 향하여 변화시키는 힘으로 작용한다.

또한 이 土의 殺滅과 생성의 기능은 만물의 운동과정중에서도 순간순간 작용하고 있다. 만물이 끊임없이 운동변화하고 있다는 것은 끊임없이 그때까지의 활동을 소멸시키고 다음 단계로 새로운 기능을 생성하고 있다는 뜻이다. 살멸과 생성의 기능은 양자일체가 되며 만물의 운동과정중에서 순간순간 작용하고 있다.

이 순간순간의 소멸과 생성의 활동을 통해서 전체로서의 「생성 - 발전 - 성숙 - 쇠퇴 - 소멸」이 만들어진다. 특히 전과정에 있어서 생성시점과 소멸시점에 있어서는 土의 살멸과 생성의 변화작용이 강하게 작용하고 있다(이른바 「鬼門」일 때를 말한다).

이상과 같이 만물이 「생성 - 발전 - 성숙 - 쇠퇴 - 소멸」의 과정을 거치는 것은 土의 작용에 의한 것이다. 이 작용은 가장 큰 土인 우주에 의해서 모든 土에게 부여되고 있다.

[4] 土의 작용을 계절의 활동 즉, 지상의 대기작용으로 설명하면 어떻게 될까. 지상의 사계절은 하늘의 四氣인 暖氣·暑氣·凉氣·寒氣에 地氣를 더함으로써 만들어지고 있다. 따라서 먼저 하늘의 四氣부터 보도록 하자.

하늘의 4기는 우주를 土로 하고 있으며 이 우주의 냉기와 태양의 열기와의 냉열교합으로 만들어져 있다는 것은 여러 번 말하였다. 그런데 四氣와의 「사이」에는 四氣의 특징이 약해지기 때문에 하나의 「틈(間)」이 형성되는데, 이때 土인 우주의 空無가 강하게 작용한다. 그러므로 土인 우주의 변화작용에 의해서 四氣 변화가 이루어지는 것이다.

지상의 사계절은 하늘의 四氣가 대지에 하강함으로써 대지는 地氣인 土氣를 발생시킨다. 결국 하늘의 四氣와 地氣인 土氣가 교합하여 만들어진다.

따라서 계절에 있어서 土의 첫번째 활동은 지상의 사계에서 그 모태가 되는 것이다. 예를 들면 지상의 봄은 하늘의 暖氣(木氣)와 地氣(土氣)를 합함으로써 만들어진다.

다음으로 하늘의 四氣 사이를 연결하고 있는 이 「틈(間)」은 지상에 있어서 四氣의 하강이 약해지는 시기가 되고 따라서 반대로 地氣가 왕성해지는 때이다. 天氣와 地氣는 음양의 상대적인 관계에 있기 때문이다. 이 地氣가 왕성해지는 시기를 「土旺」이라고 부른다.

<地氣와 人氣의 발생>

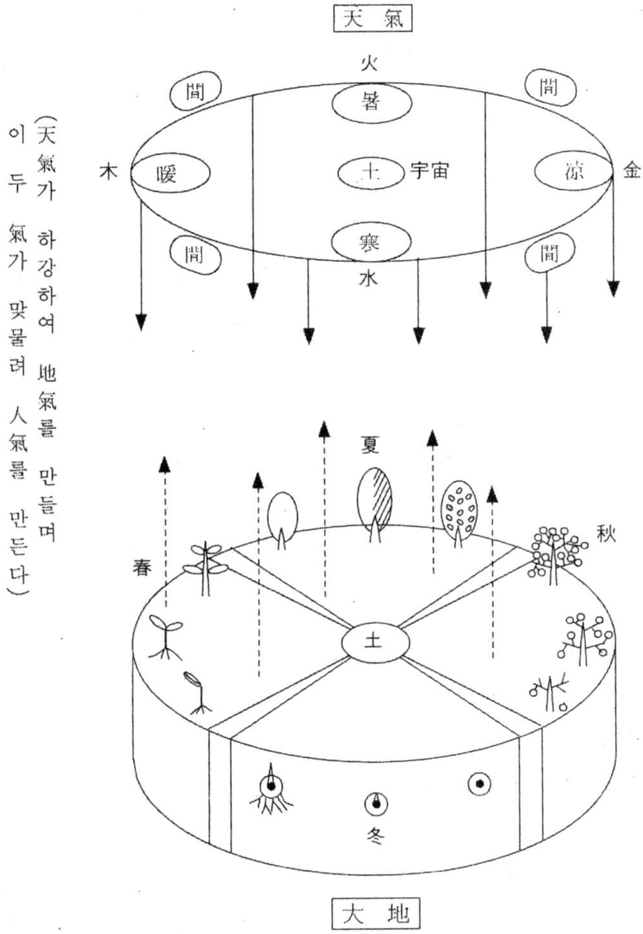

「土化作用이 강하게 작용한다」라고 하는 의미이다. 이른바 계절의 변화시기 즉, 환절기에 해당하며 이때 질병에 걸리기 쉽다.

입춘·입하·입추·입동 앞의 각각 18일간이 바로 土旺이 되고 있다. 따라서 土氣는 지상의 모든 사계변화에 포함되어 있음과 동시에 사계절 간의 사이사이에서 특히 강하게 작용한다. 실제로는 사계변화의 순간순간에 변화작용을 하지만 특히 사계절이 바뀌는 사이에서 그 변화가 가장 크기 때문에 이때 두드러지게 나타나는 것이다.

특히 네 개의 土旺 가운데서도 음방향순환에서 양방향순환의 전환점인 겨울의 土旺과 양방향순환에서 음방향순환의 전환점인 여름의 土旺은 변화가 특히 심하므로 「鬼門」이라고 별도로 이름한다.

여름의 土旺은 한여름의 강한 天氣가 대지에 자극하여 地氣를 매우 상승시키는 때이므로 土化作用이 가장 강하다고 할 수 있다. 따라서 木火土金水라는 오행을 나열할 때도 土는 火 다음에 놓이고 사계절에서는 여름 다음의 土旺에 위치한다. 또한 1년과 하루중에서도 왕성하게 활동하는 시간을 대표로 하나 내세운다면 여름의 土旺인 長夏와 오후인 未·申의 시각이 된다.

자, 그럼 이번에는 지상의 사계절이 天空의 四氣 변화보다 약 한 달 반 정도 어긋나서 나타나는 문제를 다루어 보자.

하늘의 정월은 12월 22일 무렵의 동지 때이다. 그러나 이때의 지상은 겨울로 들어선 지 얼마 지나지 않았으며 봄이라고 하는 기운은 조금도 느껴지지 않는다. 이런 이유로 옛날 사람들은 지상의 정월을 2월 4일경의 입춘으로 했던 것이다.

마찬가지로 하늘의 한여름은 6월 22일의 하지이다. 그러나 지상에서의 한여름은 7월 말부터 8월에 걸쳐서 나타난다.

이와 같은 차이가 나타나는 것을 그림으로 나타내면 다음 페이지와 같다.

이렇게 天空과 地上에서 각각 다르게 나타나는 이유는 地氣라는 것은 天氣의 작용을 받아서 상승하며, 이 兩氣가 교합하여 人氣가 활기차게 영위되는데 이때 걸리는 시간 때문에 차이가 난다. 따라서 土旺도 하늘에서 이루어지는 四氣 변화의 사이(間)보다는 조금 어긋나서 일어나게 된다.

그리고 이 빗나간 차이를 방위를 취하여 보면 鬼門의 방위, 즉 未·丑의 방위가 되며 지구의 자전축 경사와 가깝게 되어 있다. 지구의 亂磁氣力이 왕성하게 활동하고 있는 방위가 된다.

<하늘의 사계변화>

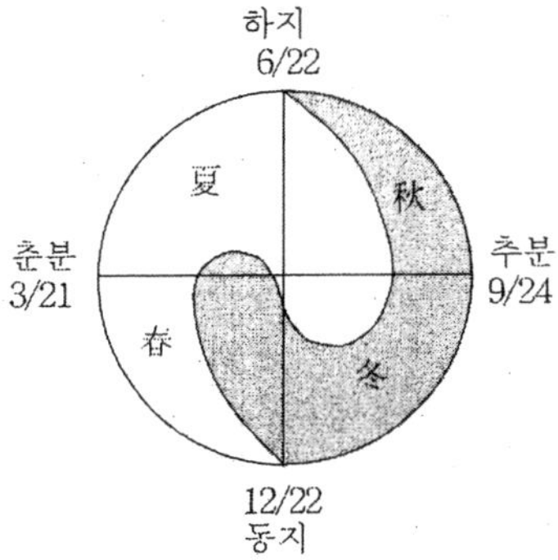

<지상의 사계변화>

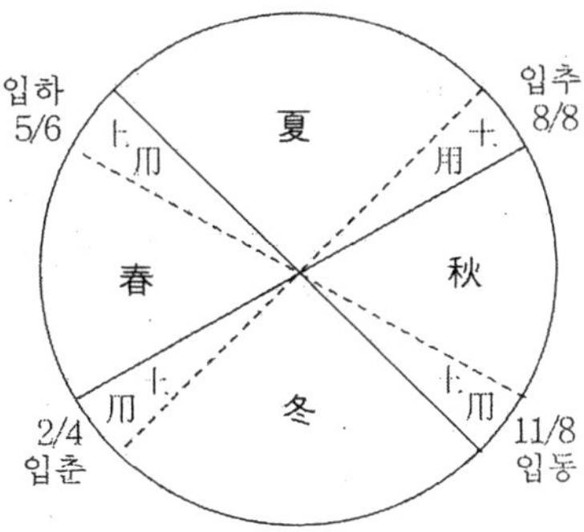

[5] 하나의 통일체는 多重層의 土(場) 위에 성립되어 있고 이것에 의해서 多重層의 土로부터 여러 가지 영향을 받고 있다. 또한 土는 그 자신이 「생성 - 쇠퇴」의 변화를 하고 있다. 따라서 만물은 성쇠변화를 하고 있는 多重層구조의 복잡한 土기능을 받아서 활기차게 영위하고 있다. 극단적인 예를 들면 우리들이 사는 가장 기본적인 土인 국토라든가 또는 지구가 소멸되어 버린다든지 아니면 빙하기 같은 시기가 온다면 우리들은 우리들의 의지에 관계없이 소멸 또는 쇠퇴하게 될 것이다.

방금의 예보다 좀더 국소적인 예를 들면 주거, 직장, 관공서, 교실 나아가서 같은 방 안이라 하더라도 앉는 장소 등이 바뀌면 다소간의 변화작용을 받는다. 더욱이 어떤 통일체는 그 자신이 다른 土가 되는 경우도 있다. 이와 같이 만물은 서로가 土가 되기도 하므로 장소라는 공간의 역할이 서로에게 영향을 미치고 있음을 알 수 있다.

오행	木氣	土	火氣	土	土氣	金氣	土	水氣	土
하늘의 五氣	북회귀선 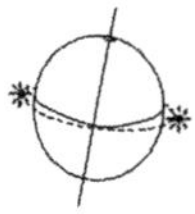		북극회로 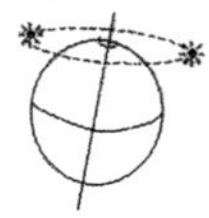		우주	남회귀선 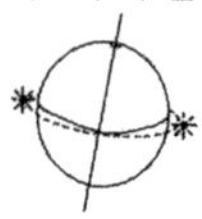		남극회로 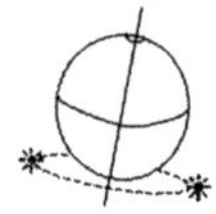	
	따뜻함		더위		사이(間)	서늘함		추위	
지상의 五季	봄 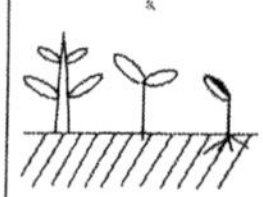 싹	봄의 土用	여름 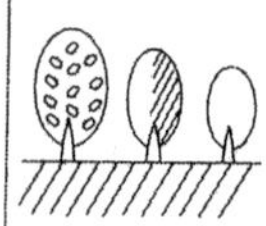 나무	여름의 土用	지기 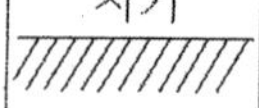 대지	가을 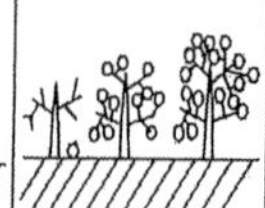 과실	가을의 土用	겨울 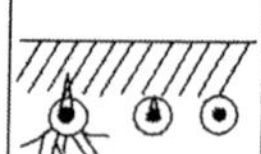 씨앗	겨울의 土用
	13℃		28℃		온도변화기	16℃		3℃	
	산소성대기		수소성대기		다습성대기	질소성대기		염소성대기	
	초목이 상징		태양이 상징		대지가 상징	금속이 상징		물이 상징	
기능	양방향순환운동의 생성·발전, 음방향순환운동의 쇠퇴		양방향순환운동의 성숙, 음방향순환운동의 소멸		평형통괄작용, 변화작용	음방향순환운동의 생성·발전, 양방향순환운동의 쇠퇴		음방향순환운동의 성숙, 양방향순환운동의 소멸	
	가열작용		서열작용		지기 왕성	가냉작용		냉각작용	
	반열림 신장작용		완전히 열리는 작용		변화작용	반닫힘 수렴작용		완전히 닫힘 동결작용	
	가동작용		全動작용		이행작용	감속, 응고작용		정지, 내연작용	

〈강의〉 오행의 작용에 관해서

지금부터는 오행의 성립에 관해서 말씀드리겠습니다. 이 부분은 기초 중에서 가장 중요하므로 확실하게 공부해 주십시오.

오행을 이해하는 데 춘하추동의 성립부터 시작하는 것이 이해하기 쉽지만 춘하추동이라는 것도 하나의 부호에 지나지 않습니다. 여기에서는 이 부호 속에 있는 「기능」을 파악하는 것이 중요하기 때문에 춘하추동이라고 하지 않고 木火土金水라는 진리의 부호를 사용하여 설명하겠습니다.

오행론에서 「土」라는 것은 다른 요소보다 더 중요한 역할을 하므로 이것을 정확하게 이해하여야 합니다만, 이를 정확히 이해한다는 것 자체가 또한 대단히 어렵습니다. 그렇기 때문에 <오행의 법칙>에서 土는 별도로 설명했습니다.

그럼 지금부터 이 하나하나에 대해서 설명에 들어가겠습니다.

▶ 木氣의 작용

앞에서도 잠깐 다루었습니다만 일반적으로 우리들이 봄이라고 할 때 어떠한 것을 보고 말하는가 하면 날씨가 점점 따뜻해지고 초목은 싹이 나와서 잎이 나며 이 잎들이 무럭무럭 뻗어 가는 모습을 보고 아! 봄이구나 하고 느끼면서 판단하는 것이지요.

이와 같이 봄에는 신장작용, 가열팽창작용, 시동작용, 또는 半開작용 같은 기능이 나타나는데 이를 옛사람들은 「木氣」라는 대표부호로 붙였던 것입니다. 木氣 이외에도 봄을 상징하는 적절한 부호가 있다면 그것 자체로도 좋습니다만, 제가 지금까지 여러 가지를 고려해 보아도 이 부호가 가장 적당하다고 생각합니다.

따라서 신장・반개・시동작용을 가지고 있는 것은 전부 木系에 속하고 봄은 단지 木系 중의 하나에 불과합니다. 이런 점을 기반으로 하여 기초를 잘 다져 주십시오.

그리고 木氣는 陽이 주가 되어 이루어진 것—예를 들면 단백전분체인 생물은 성장시키지만 반대로 얼음과 금속과 같은 陰體는 녹여 버린다든지 쇠퇴시켜 버립니다. 靜的인 것, 응고되어 있는 것, 한랭한 환경 등과 같이 본성이 陰으로 이루어진 것에는 동일한 신장·가열·반개·시동작용이라 하더라도 마이너스로 작용하게 됩니다.

木氣는 양방향순환의 생성·발전임과 동시에 음방향순환의 쇠퇴입니다. 이 양 측면의 기능이 함께 작용하고 있다는 것을 잊지 말아 주십시오. 그러므로 예를 들면 봄이 되더라도 모든 만물이 성장만 하는 것이 아니고 또 다른 방향에서는 기능이 떨어지거나 소멸되어 버리게 됩니다.*

▶ 火氣의 작용

火氣의 작용을 대표하는 것이 여름입니다. 여름은 1년 중에서 가장 덥습니다. 이 덥다고 하는 기운을 대표하는 것이 火이기 때문에 여름에 「火」라는 부호를 붙였던 것입니다.

이 火의 작용이 무엇인가는 역시 초목을 통해서 아는 것이 가장 쉽습니다. 여름날의 초목은 가장 높이 뻗어 올라가고 지엽을 가장 넓게 벌립니다. 다시 말해서 가지고 있는 힘을 완전히 발휘하고 있습니다.

이 최대팽창, 全開작용, 全動작용이 바로 火氣의 기능입니다. 그러나 火氣의 작용을 받아서 성숙하는 것도 있는 반면 소멸하는 것도 있습니다. 그러므로 양방향순환의 성숙, 음방향순환의 소멸이라는 양쪽의 기능을 모두 가지고 있는 것이 火氣입니다.**

역주: *) 예를 들어 나무(陽體)를 중심으로 보면 새싹이 돋아나고 줄기가 자라지만, 얼음(陰體)을 중심으로 생각하면 그 본체는 사라져 버리는 것이다.

▶ 金氣의 작용

金氣는 熱을 줄어들게 함으로써 만물을 응고·수렴시킵니다. 식물의 경우는 全開하고 있던 지엽을 시들게 하고, 영양분을 뿌리쪽으로 내장시킵니다. 예를 들면 한천 등은 열을 가하면 걸쭉한 상태가 됩니다만 식히면 단단해집니다. 이 단단하게 하는 작용과 단단하게 하는 기능을 가지고 있는 것을 상징해서 「金」이라는 부호를 붙이고 있습니다.

단단해지는 것을 본성으로 하고 있는 것은 金氣작용으로 인하여 한층 더 단단해집니다. 이와 반대로 단백전분체로 이루어진 동식물의 경우는 줄어들어 쇠퇴하게 됩니다. 물론 사람과 동식물 가운데에서도 金系유형인 것은 그렇지 않은 것—예를 들면 木系유형 등과 비교하면 쇠퇴의 정도는 적고 오히려 생기가 넘쳐나게 됩니다.

▶ 水氣의 작용

金氣보다도 더 냉각하여 동결해 버리는 작용을 가지고 있는 것이 水氣입니다. 계절로는 겨울, 하루에서는 밤의 활동에 해당합니다. 자연계에서 냉각동결의 작용을 가장 잘 나타내고 있는 것이 水입니다. 水는 차가운 것이 원래의 성질인데, 이것을 따뜻하게 하면 산소를 발산시켜 水 본래의 생명을 잃어버리는 死水로 되어 버립니다. 우리가 잘 알다시피 얼음 또한 水가 변한 것이지요.

물과 얼음처럼 음기가 중심이 되어 만들어져 있는 것은 겨울이나 밤 등과 같이 水氣가 왕성한 때에는 한층 더 많은 작용을 하게 됩니다. 반대로 단백전분체 같은 陽體는 응결되어 죽어 소멸됩니다. 다른 한편에서는 단단하게 굳히면 굳힐수록 內壓이 높아지고

역주: **) 나무에 있어서는 최대의 繁華를 자랑하지만, 생선 같은 것은 火의 작용을 받아 결국에는 부패하여 물로 사라져 버린다.

內燃力을 생기게 하며 종자의 핵처럼 다음 단계의 새로운 생성을 준비하기도 합니다. 水氣에는 음방향순환의 성숙·양방향순환의 소멸과 내재·생성의 작용이 있는 것입니다.

▶ 土氣의 작용

土氣의 작용은 일반적으로 「공간(장소)」의 활동입니다만 이것을 잘 이해하기 위해서는 대지의 기능을 아는 것이 중요합니다. 대지는 지상 만물의 공통된 기초입니다. 土라고 하는 부호도 이 대지의 기능으로부터 받아들여진 것입니다.

지상이라는 것은 「삼재」에서 본 것처럼 天氣와 地氣가 교류하여 이루어져 있습니다. 이 天氣에는 半開작용의 暖氣, 全開작용의 暑氣, 半閉작용의 凉氣, 全閉작용의 寒氣 등 네 작용이 있으며 이들 각각을 木氣·火氣·金氣·水氣라는 부호를 붙였던 것입니다.

이 天氣의 하강에 영향을 받아 地氣는 상승하며 天氣와 地氣의 兩氣가 교합해서 人氣가 생겨납니다. 그러므로 土라고 하는 것은 전부 天氣와 결합되고 있다는 것을 알 수 있습니다. 지상에서 활동하는 木氣는 하늘의 木氣와 地氣가 결합한 것입니다. 초목의 싹도 대지가 있기 때문에 나오는 것입니다. 비와 안개도 대지로부터 상승하는 수증기와 하늘의 냉기가 결합하여 생겨나는 것이고, 우리들 인간도 대지가 있기 때문에 생존할 수 있는 것입니다. 전부 이러한 구조로 되어 있습니다. 즉 만물은 전부 土라는 기본장소를 가진 존재라고 할 수 있는 것이지요.

남녀의 관계도 마찬가지입니다. 남자와 여자에 있어서도 어느 쪽이 중심인가 하면 여성입니다. 이것은 자연의 구조이기 때문에 어쩔 수 없습니다. 남성이 중심인 것처럼 보입니다만 陽이라는 것은 표면적인 활동이 두드러지기 때문이지 잘 생각해 보면 여성을 중심으로 움직이고 있다는 것을 인식할 것입니다. 여자를 위해서 일을 하고 여자를 위해서 죽는다는 것과 같다고 할 수 있지요.

▶ 변화의 순간에 나타나는 「사이(間)」

그럼 이번에는 춘하추동으로 변화해 가는 과정에서 「사이(間)」라고 하는 것이 있는데, 이에 대하여 논해 볼까 합니다.

만물은 모두 운동체이기 때문에 어떤 단계에서 다음 단계로 변화해 가기 위해서는 「사이(間)」라는 것이 필요하게 됩니다. 육상경기의 릴레이로 말하면 배턴 터치에 해당한다고 할 수 있지요. 「사이(間)」라는 것은 변화를 만드는 것이기 때문에 바로 변화기에 해당합니다. 노래에서도 「사이(間)」가 없으면 노래가 되지 않지요. 그리고 이 사이(間)를 나쁜 의미로 사용한 예가 「살(魔)이 끼다」라는 말로 표현되고 있습니다.

이 사이(間期)에는 天氣의 하강이 약해집니다. 배턴 터치를 할 때에도, 노래에서 1절에서 2절로 넘어가는 사이에서도 이때까지 작용하던 활동이 한순간 약해지지요. 그러나 이것은 다음을 위해서 힘을 모아 두는 때이지 진짜로 힘이 약해지는 것은 아닙니다. 배턴 터치라고 하면 다음 주자가 달리기 자세로 들어가 있을 때이며, 노래의 경우에는 숨을 들이마시고 있을 때입니다.

이와 같은 사이(間期)에서는 이때까지의 운동을 숨어서 뒷바라지하고 있었던 기초나 배경들이 전면에 나오게 됩니다. 한집안에서도 남편의 활동이 줄어들게 되면 집안을 돌보고 있던 부인이 더 힘을 발휘하지 않으면 안 됩니다. 이것과 마찬가지입니다. 天氣가 약해질 때 하늘에서는 우주의 空無가 전면으로 나오게 되고, 지상에서는 地氣가 왕성해집니다.

이렇게 해서 춘하추동의 사이에는 地氣가 왕성한 土旺이 있게 되는 것입니다. 그러나 특별히 춘하추동의 계절 사이에만 있는 것이 아니고, 사실은 모든 시간과 시간 사이에 다 있습니다. 다시 말해서 모든 것은 土에 의해서 만들어지고 또 끊임없이 변화하고 있기 때문에 「사이(間)」라고 하는 것은 변화 순간순간에 다 있게 되는 것이지요. 단지 춘하추동의 환절기에 그 변화가 크기 때문에 눈에 좀더 잘 띌 뿐입니다.

그리고 이 네 개의 土旺 중에서도 여름의 土旺은 「鬼門」이라고 불리며, 다른 때보다 변화작용이 매우 강하게 작용하고 있습니다. 냉열변화가 가장 크기 때문입니다. 十二支로 말하면 丑과 未에 해당합니다. 그렇기 때문에 丑과 未의 月을 「鬼門의 月」, 丑과 未의 방위를 「鬼門의 方位」, 丑과 未의 시간을 「鬼門의 時間」이라고 합니다. 더욱이 丑은 양방향순환이기 때문에 「男鬼門」 또는 「表鬼門」이라고 하고, 未는 음방향순환이기 때문에 「女鬼門」 또는 「裏鬼門」이라고 합니다.

家相을 예로 들면 鬼門 방향에 不淨物이라든가 현관 같은 중요한 것이 놓여 있으면 이로 인하여 집이 몰락하거나 家人 중에 병이 나기도 합니다. 또한 男鬼門에서는 남성이 불행해지기 쉽고, 女鬼門에서는 여성이 불행해지기 쉽습니다.

이와 같은 사실들은 모두 과학적으로 설명이 가능합니다. 모든 것은 우주생성에서 생각하고 있습니다. 요즈음 우리들은 단지 이와 같은 사고방식을 알아차릴 정도의 능력이 없기 때문에 미신이라고 치부해 버릴 뿐입니다(자세한 것은 拙著, 『家相學入門』, 永岡書店 참조).

▶ 殺滅과 생성의 변화작용

변화작용이라는 것은 이때까지의 움직임이 소멸하고 새로운 움직임을 생성한다는 뜻이며, 土는 이 두 개의 움직임을 동시에 가지고 있습니다.

만물은 전체로서 「생성－발전－성숙－쇠퇴－소멸」의 과정을 그리고 있으며 이 과정의 순간순간마다 살멸과 생성의 작용이 동시에 작용하고 있습니다. 土는 순간순간의 변화를 만들면서 동시에 전체로서의 커다란 변화를 만들고 있다고 할 수 있습니다. 특히 살멸과 생성의 변화작용은 전과정에서 볼 때 생성하고 소멸할 때에 강하게 작용합니다.

우리들 인간을 예로 들어 봅시다. 우리들은 정신과 육체로 되어 있습니다만 정신은 하늘로부터, 육체는 땅으로부터 주어져 있고 양자가 교합해서 한 사람의 인간을 만들고 있습니다. 직접적으로는 부모로부터 만들어졌다고 할 수 있습니다만 이것은 天地兩氣가 부모를 매개체로 하고 있을 뿐이고 근본은 우주의 천지兩氣입니다.

이것은 지구에 있어서 생명의 발생을 생각해 보면 잘 알 수 있습니다. 그러므로 우리들은 대지를 모태로 하여 태어나고, 대지에 의해서 육체를 부여받고 있다고 해도 무방할 것입니다.

그리고 태어난 후에는 농업이나 광업이나 수산업처럼 대지에 대해서 직접적으로 노동을 하거나 또는 공업처럼 대지로부터 나오는 산물을 가공하여 스스로 생존에 필요한 것을 획득하기도 하지요. 이것을 인체에서는 土인 소화기가 소화(살멸), 흡수(생성)하는데, 이 중에서 일부는 세포의 新旧교대에 사용되기도 하고 또 다른 일부는 糞便의 형태로 대지에 되돌아가게 됩니다. 이 되풀이하는 속에서 「유년 - 청년 - 중년 - 노년」으로 변화해 갑니다. 그렇기 때문에 우리들은 대지에 의해서 생존되고 있다고 해도 좋을 것입니다.

마지막으로 우리들이 죽으면 혼이라고 하는 氣는 위로 올라가서 하늘로 되돌아가며, 육체는 대지로 되돌아옵니다. 우리 인간은 상하의 교류로 이루어진 것이기 때문에 죽으면 위 아래로 나누어지는 것도 당연한 것이지요.

5. 사회에 있어서 五氣의 작용

만물은 木火土金水라는 다섯 계통의 조직으로 이루어져 있지만 그 내부에서 차지하는 비율은 만물마다 모두 다르다. 따라서 가장 많이 차지하고 있는 요소를 하나의 특질로 하여 이 특질을 가지고 만물을 다섯 종류로 분류할 수 있다. 즉, 어떤 통일체를 구성하고 있는 五系統 조직의 하나하나를 단독으로 끄집어내 보면 제각각 木氣性이 강한 것, 火氣性이 강한 것 등 다섯 종류로 모두 배당할 수 있다.

지금부터는 각 계통마다 각각의 기능이 중심이 되어 만들어져 있는 대표적인 예를 들어 보겠다. 앞의 「음양」과 「삼재」에서 설명하였던 것처럼 통일체를 먼저 들어 그 내부구성을 나타내는 방법도 좋겠지만, 이번에는 五氣의 작용을 보다 구체적으로 이해하는데 주안점을 두고 싶기 때문에 각 계통마다 하나씩 나누어서 해설하겠다.

▶ 木氣系統

「木」은 봄의 활동을 대표한다. 북회귀하는 태양회로가 동결되어 있던 겨울 상태를 가열시켜 지상의 만물을 발아 · 신장 · 半開 · 陽動 · 진동시키는 작용을 말한다. 木氣작용이 중심이 되어 만들어져 있는 것, 다시 말하여 木氣의 성격을 강하게 가지고 있는 예가 다음과 같으니 木氣응용으로서 참고하기 바란다.

자연현상	번개기운, 전기, 전파, 전자, 기류, 바람, 에너지, 지진, 분화
작용	용기를 내어 움직인다, 소리를 낸다, 난다, 달린다, 불을 내뿜는다, 던진다, 나아간다, 성장하다, 완성되다, 준비되다, 젊어지다, 발전하다, 올라가다, 동요하다, 진동하다, 발명·발견하다
뜻	결단, 스스로 힘씀, 길, 성공, 통솔, 뜻, 징계하다, 위협하다, 기운차게 나아감, 놀라다, 비약, 속도, 이동, 제사, 발성, 폭음, 울림, 시끄럽다, 명백하게 나타냄, 밝다

물건	전기제품류(텔레비전, 라디오, 전화기, 스테레오 등), 목제기구류 전체, 대나무, 악기류 전체, 전차, 비행기, 총포류, 원자수소탄, 폭발물
장소	숲, 삼림, 음악당, 연주회장, 전화국, 방송국, 발전소, 전쟁터, 청과시장
직업	나무 심는 직업, 농부, 채소가게, 아나운서, 가수, 교환수, 전파상, 악기점, 음악가, 총포점, 도박오락장, 기술직
인상	젊은이, 장남, 젊은 주인, 제사장, 기술자, 운동가, 열정가, 거짓말쟁이
성격	장점을 가진 사람은 적극적인 성격으로 밝고 연구심이 있고, 창의성이 풍부, 결단력이 있어서 활동적. 단점을 가진 사람은 요령이 좋고 비위를 잘 맞추는 사람으로 거짓말을 잘하고, 성격이 급하고 말이 많다. 화를 잘 내고 주제넘게 잘 나서고 경솔함
사계	봄
온도	따뜻함
1일	아침
방위	동쪽
대기의 질	산소성 대기, 風氣
별	목성
십간	甲, 乙
십이지	寅, 卯
역괘	震, 巽
생성수	3, 8
五臟	간
五腑	담
五主	筋腱, 신경
五官	눈, 촉각
五華	손톱
五液	눈물
五志	화냄
五脈	현맥
五音	각음, 아음(ㅋ, ㄱ)
五聲	부르는 소리
五色	청색
五味	신맛
五香	노린내
五穀	참깨
五菜	부추
五果	자두
五畜	닭
五神	혼

五德	仁
五變	쥐는 것(握)
五役	色
인체부위	발, 간장, 담낭, 신경, 筋腱, 손톱, 눈썹, 눈
병증	발의 통증, 신경통, 각기, 간장병, 담낭염, 동계, 발광, 히스테리, 전간, 공포증, 짜증, 건초염, 다리의 쥐, 경련

▶ 火氣系統

「火」는 여름을 상징한다. 지상의 만물은 暑熱이 강한 상태 속에서 최고의 활동기로 들어가고, 陽氣를 몸 안에 축적시킨다. 초목은 지엽을 최대한 넓게 벌리며 완전한 자태로 완성시켜 가을의 결실을 준비하고 있다.

火氣의 開大・全動・暑熱作用이 중심이 되어 만들어져 있는 것, 즉 火氣의 성격이나 작용을 강하게 가지고 있는 예를 들면 다음과 같다.

자연현상	태양, 양기, 더위, 열기, 번갯불, 달빛, 별빛, 불, 무지개
작용	밝다, 뜨겁다, 타다, 뜨거워지다, 아름답다, 나타나다, 보다, 마르다, 장식하다, 싸우다, 경쟁하다, 빛을 발하다
뜻	명랑, 덥다, 광명, 뛰어난 지혜, 태양, 번개, 건조, 현상, 허무하다, 장식, 싸움, 투쟁, 명확하게 살핌, 총명하고 재빠름, 허영, 구경, 독서, 저서, 조심, 명예, 지식, 분리, 헤어지고 만남, 문서, 학문
물건	전등, 비녀, 브로치, 서적, 문서, 정서, 도자기, 그릇류, 갑옷, 투구, 무기, 창, 펜, 연필, 난로, 공사채, 주권, 도장, 훈장, 간판, 안경, 라이터, 성냥, 넥타이, 화장품
장소	등대, 전망대, 화재장소, 분화구, 재판소, 경찰서, 소방서, 백화점, 박물관, 도서관, 학교, 번화가, 관공서, 의사당, 미용실
직업	선생님, 신문기자, 저술가, 화가, 미용사, 이발사, 화장품점, 장신구점, 서점, 감정가, 법무사, 증권업, 의사, 카메라점, 사진작가, 문구점, 모델, 배우, 종교(기독교, 불교 등)에 종사하는 사람, 변호사
인상	명랑한 사람, 미인, 처녀, 지혜있는 사람, 변덕쟁이, 중년여성, 학자, 유명인, 의사, 회장, 재판관, 미용사, 기자, 미술가, 배우, 소방수, 미친 사람

성격	장점을 가진 사람은 총명하고 진보적이고, 통찰력이 뛰어나 사람을 이끈다. 깨끗한 것을 좋아하고 정열가이다. 적을 만들지 않고 다른 사람 위에 선다. 단점을 가진 사람은 쉽게 들뜨고 쉽게 차가워진다. 교만하고 화를 잘 낸다. 변덕스러운 면이 있다
사계	여름
온도	더움
1일	낮
방위	남쪽
대기의 질	수소성 대기, 熱氣
별	화성
십간	丙, 丁
십이지	巳, 午
역괘	離
생성수	2, 7
五臟	심
五腑	소장
五主	혈맥
五官	혀
五華	얼굴 색
五液	땀
五志	기쁨
五脈	홍맥
五音	징음, 설음(ㅌ, ㄷ, ㄴ, ㄹ)
五聲	웃는 소리
五色	적색
五味	쓴맛
五香	타는 냄새
五穀	보리
五菜	薤
五果	은행
五畜	양
五神	神
五德	禮
五變	근심(憂)
五役	냄새(臭)
인체부위	눈, 심장, 복부, 혈관, 머리
병증	눈병, 심장병, 소장병, 혈관병, 화상, 불면증, 상기, 열병, 두부 질환

▶ 土氣系統

「土」는 대지의 활동으로 상징되며 그 기능은 다른 四氣를 받아서 통일체를 형성한다. 이 통일체를 성쇠변화시켜 결국에는 소멸시키는 활동을 하고 있는 것이다. 물론 이 과정에서 끊임없이 五系統 組織을 균형있게 유지하며 통괄하고 있다.

土는 정말로 여러 방면에서 많은 활동을 하고 있다. 九星氣學에서는 이 土의 다면적인 활동을 二黑土氣, 五黃土氣, 八白土氣의 세 개로 나누고 있다. 二黑土氣는 土활동 속에서 생성모태의 활동과 중화작용을, 五黃土氣는 통괄작용과 殺滅受納작용을, 八白土氣는 정지와 진행의 변화계속작용을 주로 담당하고 있다.

오행에서 土라고 할 때는 이 세 가지의 활동을 전부 포괄하고 있지만 土가 중심이 되어 만들어져 있는 것은 이 세 가지의 활동 중에서 그 어느 하나가 중심이 되고 있다.

예를 들면 二黑土氣에 속하는 것은 생성육성의 기능을, 五黃土氣에 속하는 것은 살멸작용을 주로 가지는 것처럼 같은 土氣로 이루어진 것이라 하더라도 언뜻 보면 상반되는 것처럼 느껴진다. 土의 경우는 이 점에 주의할 필요가 있다.

자연현상	만물을 변화시키는 작용, 사물은 오래 되고, 사람은 노화되고, 식물은 시들고 약해지고, 동물은 옷을 갈아입는다. 날씨에 있어서는 태풍, 지진, 홍수, 냉해 등의 천재지변, 환절기, 흐린 날
작용	변화시킨다, 썩게 한다, 土化한다, 죽는다, 녹슨다, 탁해진다, 고약한 냄새가 난다, 정지한다, 개혁한다, 정리한다, 이동한다, 중개하다, 내재시킨다, 胎養한다, 양육한다, 지킨다, 化生한다, 보좌한다, 소화한다, 흡수한다, 경영하다
뜻	중앙, 대지, 파괴, 변질, 전쟁, 부패, 천재지변, 소란, 폭력, 악화, 중독, 전멸, 악인, 군사, 暴欲, 산, 이은 자리, 節, 개혁, 교대, 정지, 탐욕, 재기, 부활, 축적, 가옥, 교환, 致役, 유순, 정이 두텁다, 虛心, 육성, 겸양, 정중, 비천, 대중, 겁이 많음, 의혹, 인색, 노동, 정지

물건	옛 도구, 녹슨 것, 부패물, 가옥, 옛날 옷, 문, 연결되어 있는 것, 계단, 엘리베이터, 책상, 의자, 담장, 침대, 크레인, 그릇종류, 봉투 종류, 의류, 깔개, 일본방의 다다미, 방석, 상자류, 차고, 창고, 토기, 석탄, 흙더미
장소	들판, 평원, 공터, 논밭, 묘지, 집단주택, 시골, 농촌, 창고, 전쟁유적지, 화장실, 재해현장, 화장터, 도살장, 오물처리장, 정류소, 교차로, 산, 언덕, 아파트, 역, 다리, 터널, 계단, 출입구, 휴식공간, 여관, 은행, 중계소
직업	농업, 축산업, 부동산업, 의복점, 산부인과 의사, 약제사, 고물상, 토건업, 도자기업, 스크랩업, 장의사, 여관업, 아파트 경영, 빌딩 임대업, 외교관, 은행원, 중개업, 가구점
인상	어머니, 부인, 노부, 농부, 노동자, 보통사람, 평범한 사람, 소인, 온화한 사람, 상냥한 사람, 모성적인 사람, 부사장, 조역, 지배자, 통솔자, 수령, 제왕, 수상, 악한, 폭력단, 테러리스트, 죽은 사람, 갑작스럽게 죽은 사람, 상속인, 탐욕스러운 사람, 양자, 브로커, 여주인
성격	二黑土氣의 장점을 가진 사람은 순수하고 성실하며, 솔직하고 친절한 면이 있으며, 근실하게 열심히 일하는 노력가이다. 단점을 가진 사람은 돈에 있어서 상당히 구두쇠이고, 망설임이 많으며 결단력이 부족하다. 다른 사람 위에 설 만한 패기가 없다. 자기중심적이고 욕심이 많고, 봉사하는 마음이 부족하다. 五黃의 장점을 가진 사람은 인내심이 강하여 쉽게 마음이 움직이지 않고, 잘 참으며 위기 등의 비상시에는 통솔력이 있다. 단점을 가진 사람은 거칠고 난폭하며, 다른 사람에게 복종하지 못하고, 자신의 생각대로 일을 처리해 가는 경향이 있다. 八白의 장점을 가진 사람은 사소한 일에 얽매이지 않고 침착한 면이 있으며, 집과 회사의 개선, 정리, 상속, 저축 같은 일에 솜씨가 뛰어나다. 단점을 가진 사람은 건방지고, 자기주장이 강하며 탐욕스럽다
사계	土用(여름의 土用)
온도	무더위
1일	오후 土用의 때
방위	중앙(네 모서리에 18°씩 있다)
대기의 질	습기
별	토성
십간	戊, 己
십이지	丑, 辰, 未, 戌
역괘	坤, 艮
생성수	5, 10
五臟	脾
五腑	胃
五主	肌肉

五官	입
五華	입술
五液	침(묽은 것)
五志	생각하고 근심함
五脈	완맥
五音	궁음, 후음
五聲	노래부르는 소리
五色	황색
五味	단맛
五香	향기
五穀	벼
五菜	아욱
五果	대추
五畜	소
五神	意
五德	믿음(信)
五變	딸꾹질
五役	맛(味)
인체부위	소화기 계통, 기육, 배, 비장, 관절, 코, 어깨, 손가락, 등, 허리, 남성성기
병증	소화기 질환, 관절통, 요통, 권태, 콜레라 같은 전염병, 식욕부진, 설사, 종양

▶ 金氣系統

「金」은 온몸이 늘어지는 듯한 長夏의 더위에서 아침저녁의 서늘한 기운이 일어나면서 냉기가 서서히 더하여지는데, 이때 지상의 생물을 응고시키며 시들게 하고 쇠퇴시키는 가을의 기능을 대표한다. 이 응고수렴작용이 중심이 되어 만들어져 있는 것, 즉 응고수렴의 성격을 강하게 가지고 있는 예를 들면 다음과 같다.

자연현상	純大의 氣, 질소성의 대기, 냉각의 氣, 푸른 하늘, 가을의 쾌청한 날씨
작용	확립하다, 핵이 이루어진다, 근본을 만든다, 성숙하다, 열매를 맺는다, 노련해지다, 단단해지다, 외부는 응결시켜 내부를 지킨다, 내재시킨다, 收藏시킨다

뜻	엄격, 정확, 근면, 완고, 견실, 원만, 건전, 강건, 건조, 통솔, 신을 공경, 하늘, 완전, 완성, 움직이고 멈추지 않는다, 원조
물건	보석, 귀금속, 기계류, 자동차, 기관차, 과실, 곡물, 마른 것, 시계
장소	산신각, 절, 교회, 관청, 학교, 운동장, 고층빌딩, 궁전, 대도시, 수도, 고급지역
직업	정치가, 공무원, 군인, 교육가, 운전수, 스포츠맨, 안내원(가이드), 기계기사, 귀금속상, 시계상, 간호사, 의사, 종교관계
인상	아버지, 수상, 통솔자, 무술가, 사장, 자본가, 신사, 완숙해진 사람, 남편, 군인, 종교인, 승려
성격	장점을 가진 사람은 정확하고 근면하며 견실한 면이 있고, 통솔력이 뛰어나며 책임자로서의 봉사적인 경향이 강하고, 총명하고 냉정하며 활동가이다. 단점을 가진 사람은 자존심이 세고 정이 없으며, 아부를 싫어한다. 윗사람에게 거역하고, 다른 사람의 말에 따르기를 싫어하며, 자신의 의견을 끝까지 고집한다.
사계	가을
온도	서늘함
1일	저녁
방위	서쪽
대기의 질	질소성 대기, 건조한 기운
별	금성
십간	庚, 辛
십이지	申, 酉
역괘	乾, 兌
생성수	4, 9
五臟	폐
五腑	대장
五主	피부
五官	코
五華	皮毛
五液	콧물
五志	슬픔
五脈	浮脈
五音	상음, 치음(ㅅ, ㅈ)
五聲	우는 소리(哭)
五色	흰색
五味	매운맛
五香	비린내
五穀	밤, 기장
五菜	파
五果	복숭아

五畜	말
五神	魄
五德	義
五變	기침
五役	소리(聲)
인체부위	머리, 폐, 대장, 척수, 뇌, 자율신경, 좌골신경, 체표
병증	두통, 뇌출혈, 뇌경색, 빈혈, 폐병, 기관지, 치질, 변비, 발육불량, 피부병

▶ 水氣系統

「水」는 겨울의 활동을 상징하는데, 즉 가을의 서늘한 기운에 냉기가 한층 더하여져서 지상의 만물은 동결되어 버리며, 이와 동시에 땅속에서는 새로운 생명의 발생을 胎養시킨다. 밖은 응결시키고, 안은 胎養시키는 기능을 가지고 있다. 이 水氣가 중심이 되어 만들어져 있는 것, 즉 水氣의 성격을 강하게 가지고 있는 예를 들면 다음과 같다.

자연현상	水氣, 물방울, 구름, 비, 눈, 서리, 우박, 안개, 봄안개, 얼음덩어리, 하천, 강, 바다
작용	끌어당긴다, 동결한다, 함락시키다, 내려가다, 흐르다, 증발한다, 깊이 감추어둔다, 스며들다, 누설하다, 축축하게 하다, 냉각하다, 단결하다, 쓰라린 고생을 하다, 생각하다, 고민하다, 병들어 고생하다, 탐닉하여 헤매다
뜻	숨은 모양, 탐닉하다, 정신, 사상, 사고, 우려, 교정, 법률, 임신, 胎養, 달, 의지, 질병, 고생, 하락, 고뇌, 침전, 도난, 재난, 수해, 女難, 구멍, 어두움, 인내
물건	액체류, 술, 약, 바퀴, 활, 암실, 우물, 하천, 바다, 석유, 가솔린, 독물, 주스, 사이다, 야채 절임, 잉크
장소	강변, 해변, 호숫가, 물가, 병원, 치료소, 놀이터, 온천장, 대합실, 다방, 지하실, 감옥, 수도국, 소방서, 저수지, 댐, 동굴, 연회장, 화류계, 장의사, 욕실, 증기탕, 사우나, 러브호텔, 카바레
직업	검사, 변호사, 판사, 의사, 치료사, 술장수, 세탁소, 목욕탕, 어부, 생선가게, 우유가게, 약국, 음식업, 술집, 카바레

인상	차남, 철학자, 학자, 음험한 사람, 나쁜 일을 하는 사람, 독이 있는 사람, 고생하는 사람, 힘들어하는 사람, 어떤 일에 빠지는 사람, 스파이, 창녀, 호스테스, 임신부, 애인, 감옥에 갇힌 사람
성격	장점을 가진 사람은 지혜가 있어 사물을 깊이 생각하고 신중하며, 고생하고 있는 사람과 곤란에 처한 사람을 보면 자애심이 일어난다. 단점을 가진 사람은 내성적이고 겁쟁이이며, 색정이 강하다. 몸이 약하고 모든 일에 이론만 따지며 질투심이 강하다. 윗사람에게 거역하고 나쁜 일을 꾸민다
사계	겨울
온도	추위
1일	밤
방위	북쪽
대기의 질	염소성 대기, 寒氣
별	수성
십간	壬, 癸
십이지	亥, 子
역괘	坎
생성수	1, 6
五臟	腎
五腑	방광
五主	골수
五官	귀(二陰)
五華	머리카락
五液	침(끈끈한 것)
五志	두려움, 놀람
五脈	침맥
五音	우음, 순음(ㅁ, ㅎ)
五聲	신음하는 소리
五色	검은 색
五味	짠맛
五香	썩는 냄새
五穀	콩
五菜	콩잎
五果	밤
五畜	돼지
五神	志
五德	지혜(智)
五變	떪(慄)
五役	液
인체부위	귀, 콧구멍, 항문, 음부, 자궁, 요도, 혈액, 신장, 방광
병증	귀병, 인후통, 콧병, 신장병, 치질, 성병, 부인병, 수종, 술독, 우울증, 냉증, 노이로제

▶ 음양·삼재 속에 오행이 있다

만물은 음양·삼재·오행의 기능으로 만들어져 있기 때문에 이 구조는 음양·삼재·오행이라는 多重層구조로 짜맞추어져 있다. 이에 대한 가장 좋은 예는 다른 어떤 것보다도 인체에서 가장 쉽게 볼 수 있다.

그럼 다음과 같이 인체를 그림으로 나타내 보자.

<인체의 음양·삼재·오행>

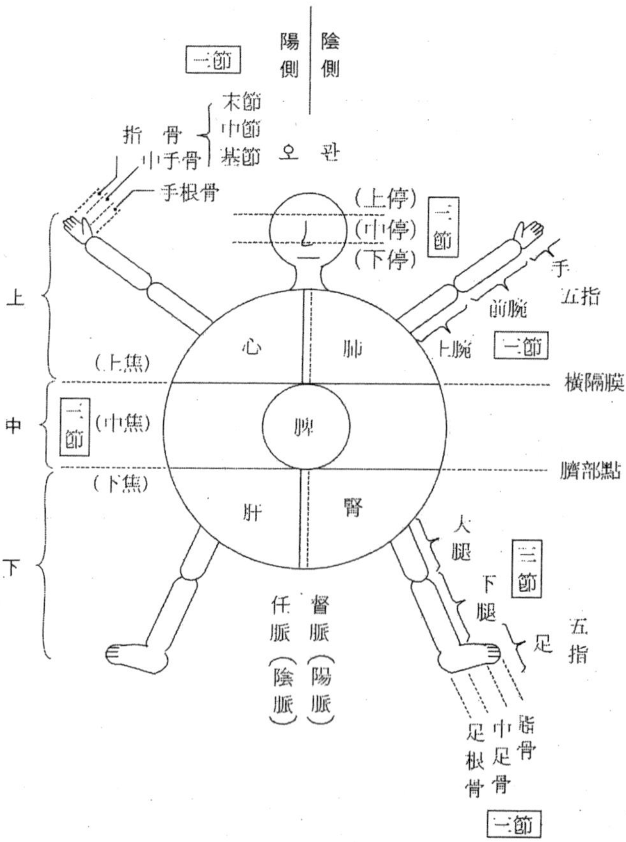

이외에도 經絡에 있어서 五行穴이라고 하는 것이 있다. 經絡은 오장을 기반으로 하여 체표를 순환하고 있으며, 각각 오행에 배속되어 있다. 그리고 이 오행에 배당된 經絡 중에서도 木穴, 火穴, 土穴, 金穴, 水穴이라는 五行穴이 있다. 「五行經絡 속에 五行穴이 있다」라고 하는 것이다.

▶ 十干의 성립

「오행 속에 음양이 있다」를 부호로 바꾸어 표현한 것이 甲乙丙丁戊己庚辛壬癸의 十干이다.

木 ┬ 陽 ─ 甲(木의 陽)
　 └ 陰 ─ 乙(木의 陰)

火 ┬ 陽 ─ 丙(火의 陽)
　 └ 陰 ─ 丁(火의 陰)

土 ┬ 陽 ─ 戊(土의 陽)
　 └ 陰 ─ 己(土의 陰)

金 ┬ 陽 ─ 庚(金의 陽)
　 └ 陰 ─ 辛(金의 陰)

水 ┬ 陽 ─ 壬(水의 陽)
　 └ 陰 ─ 癸(水의 陰)

十干은 1, 2, 3, 4…10이라는 숫자의 대용으로도 사용되고 있는데, 이것은 중국이 세계에서 가장 먼저 십진법을 채용하였던 것과 관계가 있으며 「木→火→土→金→水」의 순서와 일치하고 있다. 그러면

十干이라는 부호의 의미를 새겨 보자.

▶ 甲의 의미

甲이라고 하는 글자는 새롭게 돋아난 싹이 종자의 외피를 뒤집어 쓰고 있는 모습에서 유래하고 있다. 따라서 「甲殼」이나 「투구」와 같이 외부를 감싸는 딱딱한 껍데기(외피)를 가리키는데 사용되고 있다. 또 다른 설명으로는 태양(日)을 향하여 싹이 뻗어 나가려고 하는 모습이라고도 말할 수 있다.

▶ 乙의 의미

초목이 굴곡모양을 하면서 다음으로 뻗어 나가려고 하는 모습을 상형한 글자이다.

▶ 丙의 의미

「炳(불꽃)」과 같고 明著라든가 火明의 의미이다. 冂의 속에서 불이 타올라 왕성한 것을 나타내고 있다. 「冂」와 「火」가 합쳐져서 「丙」이 된다. 양방향순환의 정점에서 눈부시게 빛이 나는 모양이다.

▶ 丁의 의미

丁의 글자를 보면 위의 「一」은 지엽, 아래의 「亅」은 줄기를 나타내어 초목이 번성한 모습이다. 젊은이를 가리켜 「壯丁」이라고 하는데 일맥상통한다. 하늘에 있어서는 이때부터 음방향순환이 시작된다.

▶ 戊의 의미

「茂」와 같은 의미이고 왕성한 火氣에 자극을 받아서 지상의 土氣는 왕성해지고 초목도 그 모습을 최대한 크게 벌리고 있다.

▶ 己의 의미

「紀」의 글자와 의미가 똑같으며 「시작(처음)」이나 「본래」의 의미이다. 지상에 있어서도 음방향순환이 일어나고 초목은 과실을 맺으면서 固形化, 枯衰化가 시작된다.

▶ 庚의 의미

「更」과 같은 의미이고 「새로워지다」라든가 「변하다」의 의미이다. 가을에 이르러서 만물 모두가 그 모습을 바꾸는 것을 말한다.

▶ 辛의 의미

「新」의 글자와 같고 庚에서 변하여 새롭게 출발하는 것을 나타내고 있다. 十二支로 말하면 戌亥일 때인데, 이 戌에서 생명력이 있는 것은 지켜지고 생명력이 없는 것은 죽어 없어지며 살아남은 것을 亥에서 확립시키는 것과 같은 작용이다.

▶ 壬의 의미

壬은 사람이 아이를 가진 모습을 나타낸 글자로 「妊」과 같은 글자이다. 壬일 때는 음방향순환의 정점이고, 陰이 극에 달하여 陽을 발생시키려고 하는 때이며 적은 양의 陽氣가 땅속에서 종자의 싹으로서 품고 있다.

▶ 癸의 의미

癸는 겨울에 땅이 갈라진 틈에 물이 스며든 모습을 나타낸 글자로서 지상의 空無를 나타낸다(𣥠—癸의 원래글자). 이 때문에 측량은 겨울에 이루어지는데, 이 때문에 癸는 「揆(측정하다)」의 뜻으로도 사용된다. 종자가 땅 위로 나오려고 계획하고 있는 때이다.

이상의 十干은 十二支와 함께 여러 부분에서 사용되고 있지만 인체의 臟腑에 배당하면 다음과 같다.

木 ┬ 甲==膽
　 └ 乙==肝

火 ┬ 丙==小腸
　 └ 丁==心

土 ┬ 戊==胃
　 └ 己==脾

金 ┬ 庚==大腸
　 └ 辛==肺

水 ┬ 壬==膀胱
　 └ 癸==腎

제 4 장 五期와 五臟

1. 五臟의 활동과 五期에서의 旺相

五臟은 四季와 24시간의 자연 율동에 의해서 旺相하고 있다. 봄이 되면 양방향순환으로 지상의 만물이 열려 커 가는 것처럼 인체도 새로운 細胞가 생겨서 새로운 출발을 하게 된다. 이 경우, 전신이 완전히 변하여 새로운 세포가 되는 것이 아니고 하루하루 생성하는 대사를 중심으로 세포의 변화가 일어나고 있는 것이다.

정원에서 나무배치를 예로 들면 사계절의 변화가 적은 상록수를 3분의 2로 하고, 이것을 바탕으로 하여 나머지 3분의 1은 변화 있는 사계절의 꽃으로 채우는 것이 기본이다. 이와 같이 지상의 만물은 불변과 변화라는 두 가지 면이 교차하면서 활기차게 활동하고 있다. 지식에 있어서도 오래 된 지식 위에 새로운 지식이 쌓여서 현재의 지식이 된다.

인체도 이와 마찬가지로 기초가 되는 체력·체질·조직이 있고, 그 위에서 하루하루 대사가 이루어지고 있다. 이것은 시간으로 말하면 秒 위에 分, 時, 月, 年이 겹쳐 있으면서 그 위에서 秒가 째깍째깍 대사해 나가는 모습과 흡사하다고 할 수 있다.

▶ 肝의 활동과 旺相

肝은 營血의 저장, 조절, 소화, 해독 등의 다양한 작용을 하고 있지만 인체로서는 신경·근육을 매개로 하여 움직이려고 하는, 활동하려고 하는 發動源이다. 만물이 움직이기 시작하는 시기에 해당하는데, 즉 하루에서는 아침, 1년에서는 봄에 해당하며 이때 간이 왕성하게 활동하게 된다.

▶ 心의 활동과 旺相

심장은 영양과 열을 운반하는 작용을 가지고 있다. 인체가 여름의 더위에 대처할 수 있는 것은 放熱할 수 있는 심장이 있기 때문이다. 간은 발동하여 발열을 돕지만 일단 발열이 일정하게 유지되면 이번에는 상승하기를 싫어한다. 따라서 여름의 더위에 대처하는 냉각작용은 다른 장기에서는 할 수 없고 바로 심장이 주역이 되는 것이다. 이와 같이 심장은 여름에 열심히 활동하여 온도가 지나치게 올라가는 것을 막는다.

▶ 脾의 활동과 旺相

脾는 소화를 담당하고 있다. 완전소화를 하고 있을 때는 脾가 충분히 작용하여 여분의 힘을 유지할 수 있을 때이며, 이것은 일 년 중에는 長夏에 해당하고, 하루에는 오후 시작 무렵이다. 소화력은 혈액순환의 활동을 가장 필요로 하기 때문이다.

▶ 肺의 활동과 旺相

폐는 산소의 흡입과 대기의 수용을 담당하고 있는 經臟이다. 따라서 經絡의 심장이라고 말할 수 있다. 가을과 저녁에는 산소가 희박한 질소성의 대기가 많기 때문에 폐 운동이 왕성하게 이루어지지 않으면 산소의 공급이 충족되지 않는다. 그 때문에 가을과 오후에는 肺旺이 되지 않으면 안 된다.

▶ 腎의 활동과 旺相

腎은 움직이고 활동함에 따라 생긴 노폐물을 처리함과 동시에 그 처리물을 이용하여 호르몬, 소화액, 혈액내용물(백혈구, 적혈구, 혈소판, 혈장) 등을 만들고, 전체 水液을 조절하고 있다. 그러나 노폐물을 처리하고, 정비하는 시간에 다른 장기가 움직이며 활동하면 완전한 청소나 정비는 할 수 없다. 그러므로 腎은 움직임이 가장 적은 겨울철과 자고 있는 밤에 왕성하게 작용하여 본래의 임무를 완수한다. 따라서 腎은 겨울과 밤에 왕성한 기능을 한다. 특히 겨울은 체표를 폐쇄하고 내장과 인체를 정돈하는 시기라고 할 수 있다.

<五期에 있어서 오장의 성쇠>

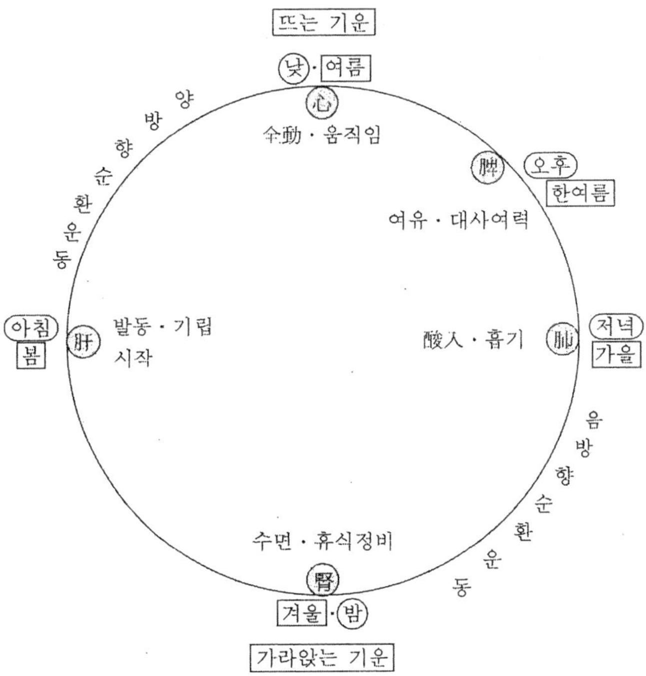

<오장의 기능이 왕성해지는 시기·조건>

	간	심	비	폐	신
사계절	봄	여름	장하	가을	겨울
24시	아침	낮	오후	저녁	밤
主働	발동, 발열	동력, 보온	소화, 흡수	酸人, 氣人	체액조정
기거	기립	운동	잠시 쉼	錠氣	수면
체온	상승조정	냉각조정	냉각조정	상하조정	보온조정
대기	산소성	수소성	수소성	질소성	염소성
습성	습성	습성	습성	건성	건성
온도	가열	서열	여름의 서늘함	감열	한랭
풍향	동	남	서남	서	북

〈강의〉 五期와 五臟과의 관계

지금부터는 五期와 五臟과의 관계에 관해서 알아봅시다.

▶ 오장의 활동이 왕성해지는 시기와 조건

먼저 肝은 1년 중에서는 봄, 하루 중에서는 아침에 왕성하게 활동합니다. 이때 간은 겨울과 밤의 휴식을 끝내고 활동하기 시작하려는 전신의 기능을 돕는다. 이때 체조를 한다든가 많이 움직임으로써 간이 심장의 활동을 도와 발열의 근원을 만듭니다. 이와 같은 현상은 우리가 달릴 때에 열이 나는 것에서도 알 수 있습니다. 체온은 한밤중에 낮아집니다만, 아침이 되어 움직이게 되면 이때부터 열이 가해져서 체온이 올라가게 됩니다.

1) 간은 일 년에는 봄, 하루에는 아침에 제 시간을 가집니다. 봄, 그리고 아침에는 대기중에 산소가 충만해 있습니다. 이와 같이 산소로 가득 차 있는 대기는 봄과 아침이 진행됨에 따라 점점 열이 가해지면 지금까지 잠자고 있던 물기(水氣)가 증발하여 濕性으로

됩니다. 이때의 습도는 습성의 여름에 비교하면 아직 상당히 적습니다. 봄의 온도는 평균 13℃ 정도입니다. 간은 가열상태에서 활동이 이루어지고 있기 때문에 겨울에도 방 안을 아주 따뜻하게 하면 간장이 활동을 시작할 수 있는 조건으로 됩니다. 또한 봄과 아침에는 바람의 방향이 동쪽에서 불게 되므로 간장에 많은 영향을 미칩니다.

2) 심장의 활동은 1년 중에서는 여름, 하루에서는 낮에 왕성하고 그 힘은 움직이는 동력으로서 작용합니다. 주된 활동은 보온과 냉각입니다. 특히 냉각기능은 중요합니다. 그렇기 때문에 냉각을 하지 않으면 안 되는 여름이나 낮 동안에는 심장이 활발해지는 것입니다. 이 밖에 생활 속에서는 움직이는 動源이 되기도 합니다. 여름의 대기는 수소성의 습성대기입니다. 기온이 점점 올라가면 수증기가 발생하여 공기중에 습기가 많아집니다. 여름의 온도는 평균 28℃이고, 바람은 남쪽으로부터 붑니다. 이들의 활동은 심장에 영향을 미칩니다.

3) 비장은 長夏인 土用의 시기에 활발하게 작용합니다. 하루로 말하면 오후 1시부터 3시 정도에 해당합니다. 脾의 기능은 소화흡수를 하여 육체를 만드는 것입니다(서양의학에서는 비장의 활동에 관해서 이와 같이 정의하고 있지 않지만). 또 비장과 심장은 밀접하게 협력하여 활동합니다. 이 長夏의 시기는 아주 더운 속에서 서늘한 기운이 들어옵니다. 이것이 바로 여름에서 가을로 바뀌는 변화기인 土用이고, 열기에서 시원한 기운으로 변화하는 것입니다.

사계절은 더운 날이 있으면 추운 날이 있는 것처럼 陰과 陽이 맞물리면서 변화해 갑니다. 陽이 일방적으로 가해진 변화와 陰과 陽의 두 방향이 교착하면서 가해진 변화와는 후자 쪽의 변화가 훨씬 큽니다.

비장의 방향은 西南입니다. 서남의 氣는 비장을 가장 활발하게 만들고 또한 손상시킵니다. 본인에게 지킬 만한 체제가 없으면 손상되고, 지킬 만한 힘이 있으면 그 힘을 활발하게 작동시키는 것입니다.

4) 폐는 계절로는 가을, 하루에서는 저녁 무렵에 활발하게 활동합니다. 폐의 활동은 대기의 흡입입니다. 또 정신적인 銳氣도 배양합니다. 체온조절은 가을의 서늘한 기운처럼 몸을 움츠려서 보온, 조절합니다. 가을의 대기는 질소성의 대기로 됩니다. 지금까지 산소를 토해 내고 있었던 초목이 이번에는 반대로 질소를 내뱉고 산소를 들이마시는 시기가 됩니다. 습도는 건조하게 변해 갑니다. 따라서 이 시기는 냉각되어 가므로 수증기는 많이 없어집니다. 가을은 減熱期입니다. 평균온도는 16℃ 정도이고 풍향은 서쪽입니다.

5) 腎은 계절로는 겨울, 하루에서는 밤에 왕성해집니다. 그 기능은 체액조절, 몸의 정비입니다. 이때 起居상태는 수면이며, 체온은 보온조절하여야 하고, 공기는 염소성대기가 됩니다. 습도는 건조성이며, 온도는 한랭하고 평균 3℃ 정도이며 풍향은 북쪽입니다.

▶ 하루의 변화와 오장의 활동

154페이지에 제시한 표는 인간의 몸이 1년·하루를 통하여 어떠한 작용을 하고 있는가를 나타낸 것입니다.

아침에는 발동하려고 하는, 즉 기립하려고 하는 작용이 있습니다. 다시 말해서 만물이 움직이기 시작하려고 하는 때이지요. 이 활동의 동원은 간장이 담당하고 있습니다. 자동차로 말하면 시동을 걸려는 참입니다. 하루중에서 낮으로 향하는 때이고 차로 말하면 액셀러레이터에 첫발을 밟고 있는 상태로서 바로 始動단계입니다.

자동차는 달리면서 뜨거워지는데, 이때 동시에 냉각도 시켜야 합니다. 인간의 몸도 36.5도를 넘으면 심장이 냉각하는 구조로 됩니다. 자동차라는 것은 일단 움직인 다음에는 액셀러레이터에서 발을 떼더라도 나머지 동력으로 달릴 수 있습니다. 이것과 마찬가지로 인체도 정오가 지나면 자동적으로 순환이 편안해집니다. 이렇게 되면 몸 전체의 대사에 여유가 생기고 이 힘으로 소화시킵니다. 몸과 전체에 사용하는 힘에 여분의 동력이 생겨야만 비로소 완전소화라는 것이 성립합니다. 그러므로 심장과 함께 활동하는 비장은 오후에 활발하게 활동해야 합니다.

저녁 무렵부터는 산소성분이 적어지기 시작합니다. 그렇게 되면 빨아들이는 힘이 왕성하게 활동하게 되기 때문에 肺旺이 됩니다. 저녁 무렵에는 수렴활동이 이루어집니다. 자신의 몸을 움츠리고 정신을 가다듬기 위해서는 鋭氣를 한군데로 모읍니다. 요컨대 음의 힘으로 양의 정신이 확립되고 양의 힘으로 음의 육체가 생성되는 것입니다.

양방향순환의 활동은 육체를 길러내고 음방향순환의 활동은 정신을 배양합니다. 좌선을 하여 자신의 氣를 기르는데서 이해할 수 있을 것입니다. 좌선의 氣는 음방향순환의 氣이고 진정하려고 하는 沈의 氣입니다.

양방향순환은 浮動의 氣입니다. 沈이나 浮라는 말을 끄집어내면 먼저 맥을 상상합니다만, 맥은 가열상태이거나 양방향순환이면 위로 떠오르게 됩니다. 減熱상태이면 밑으로 가라앉습니다.

이러한 면에서 양방향순환 · 음방향순환의 사고방식은 널리 전개되어 갈 수 있습니다. 하루중에서 밤의 의미는 수면을 통하여 많은 휴식을 취하고 몸을 정비하는 때입니다.

<사계절에 있어서 오장의 성쇠>

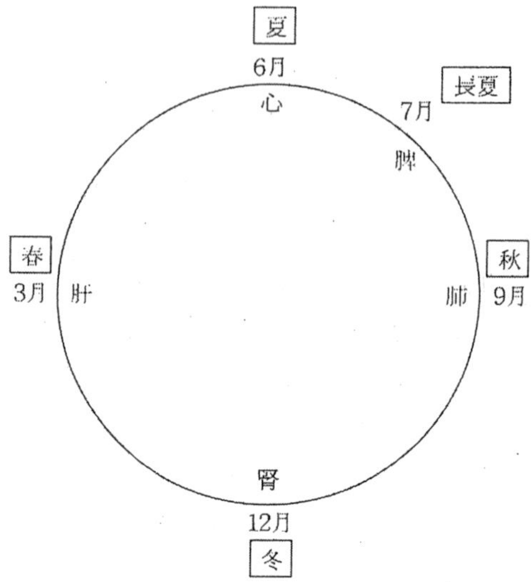

<1년중 各局의 생왕묘>

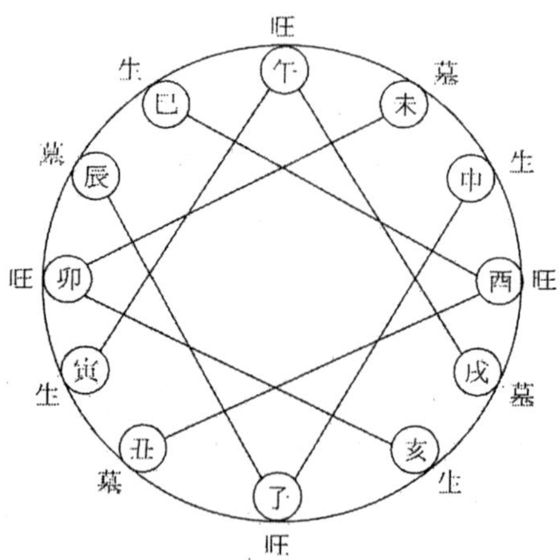

<1년중 오장의 성쇠>

심・비가 왕성하게 활동하는 범위

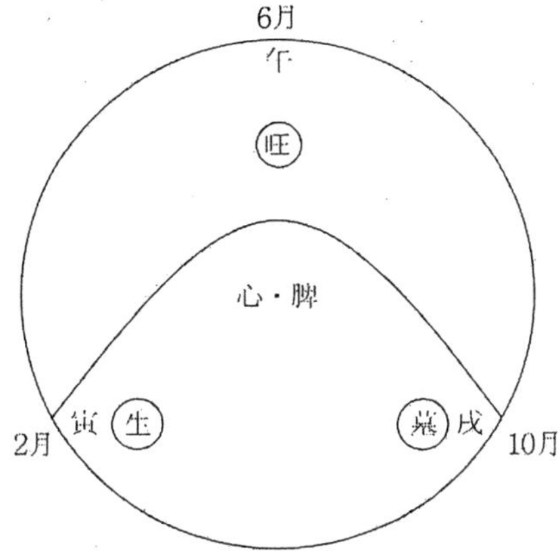

간이 왕성하게 활동하는 범위

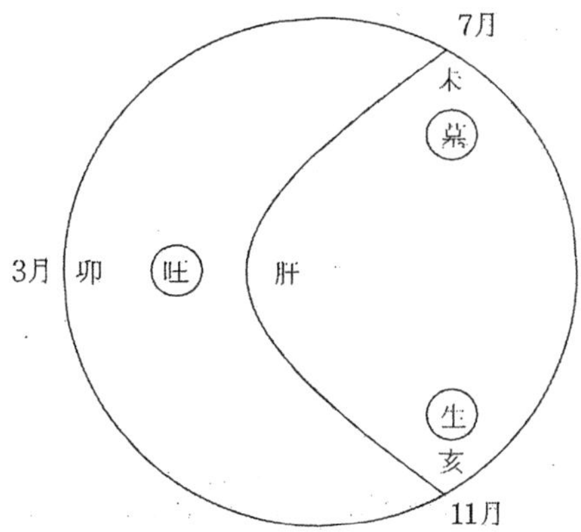

신이 왕성하게 활동하는 범위

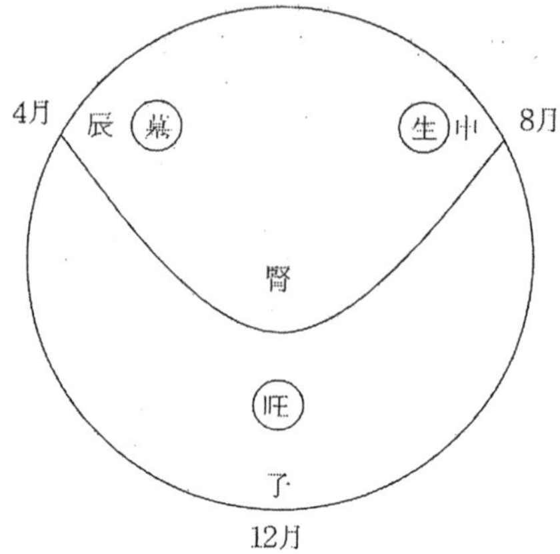

폐가 왕성하게 활동하는 범위

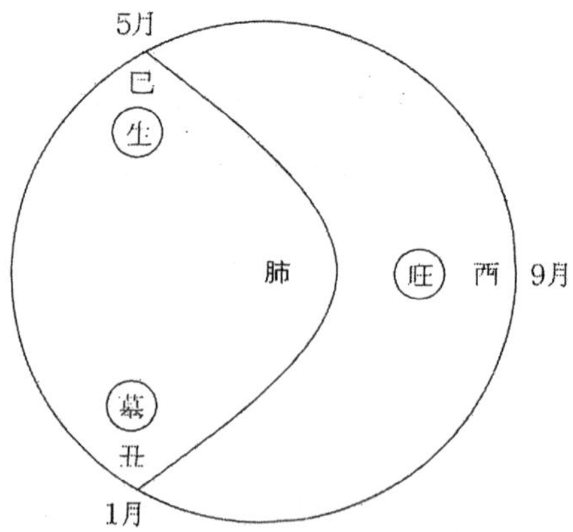

<方合 各局表>

	木局	火局	金局	水局
생	寅	巳	申	亥
왕	卯	午	酉	子
묘	辰	未	戌	丑

주) 土는 火局에 포함되어 있다.

<5계절 12개월 배당표>

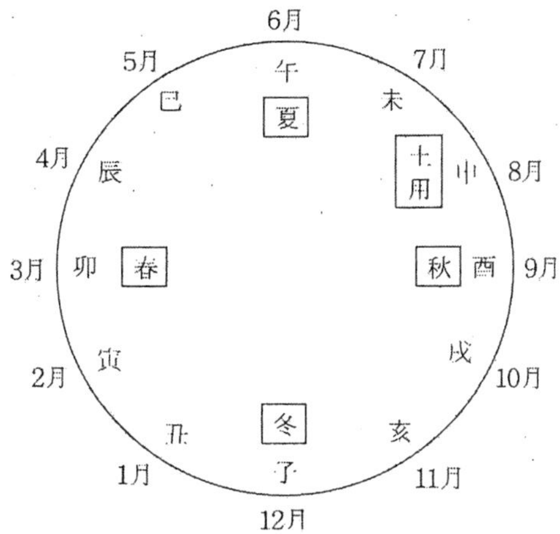

<旺 중의 생왕묘>

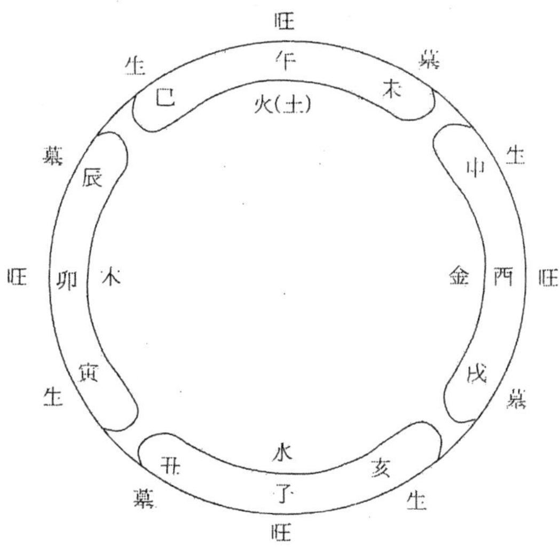

▶ 사계절에 있어서 오장의 生旺墓

간장을 예로 들면 사계절에 있어서 亥의 11월 무렵부터 「生」의 상태에 들어가고, 봄의 卯 3월에는 「旺」, 未의 달인 7월에는 활동을 멈추고 쉽니다(墓). 즉 亥·卯·未가 生旺墓가 됩니다.

심장은 寅·午·戌의 시간대에 활동합니다. 寅의 달은 午의 달에 비교해서 활발하게 움직이고 있습니다. 그러나 이때 生旺墓의 반대측은 전연 작용하지 않는다는 것이 아니고 활동이 적을 뿐입니다.

2. 24시간과 오장의 성쇠

앞에서 서술했듯이 1년에도 五季·五種의 대기가 있듯이 24시간의 하루에도 五期·五種의 대기가 있다.

이 대기작용에 의해서 생성조절되어 있는 장기의 성쇠는 다음과 같다.

<旺 중의 생왕묘>

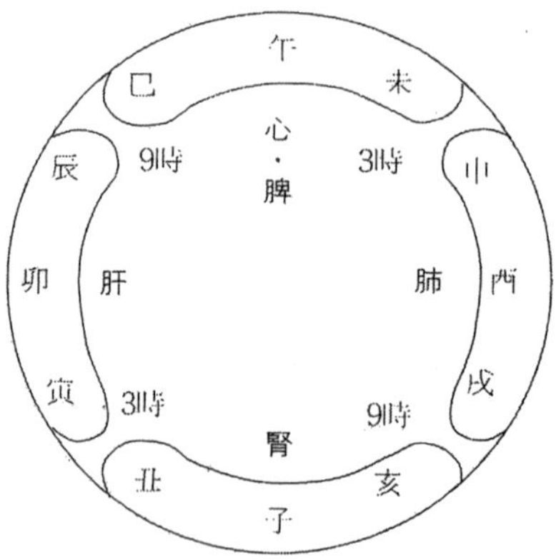

<十二支와 시간의 관계>

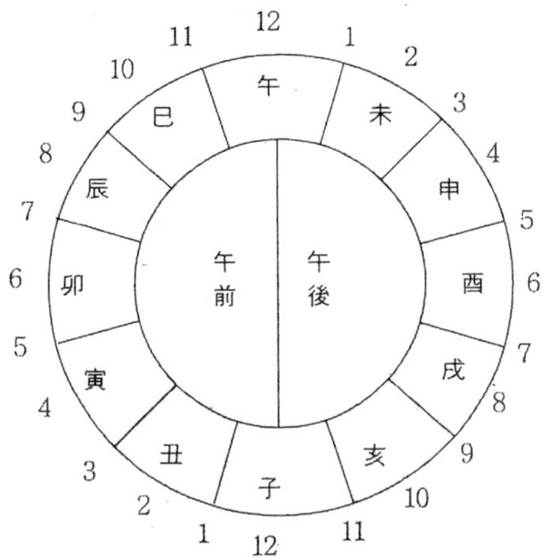

<하루와 오장의 성쇠>

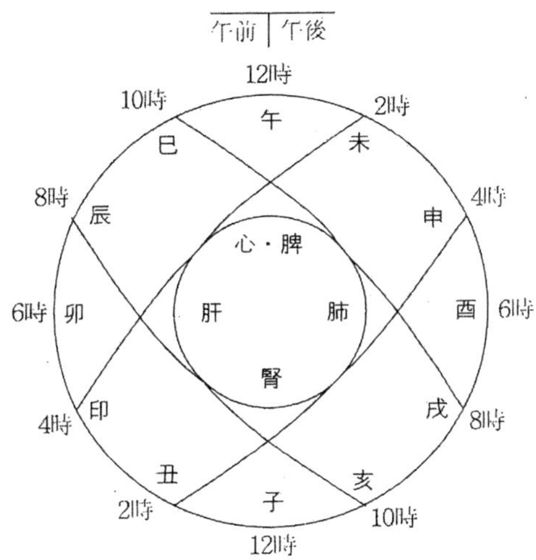

<24시와 오장의 성쇠>

심·비가 왕성하게 활동하는 시간

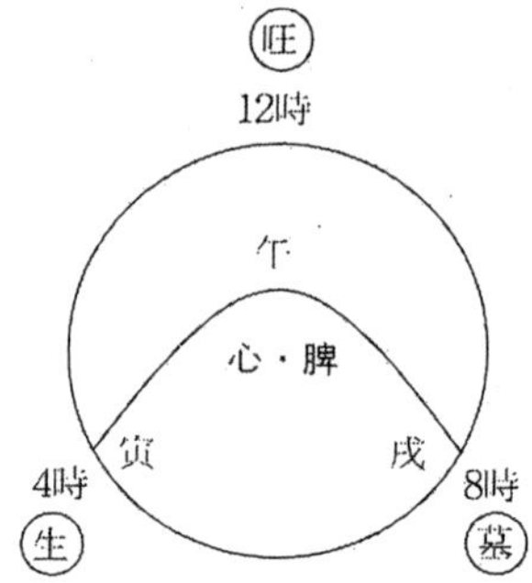

간이 왕성하게 활동하는 시간

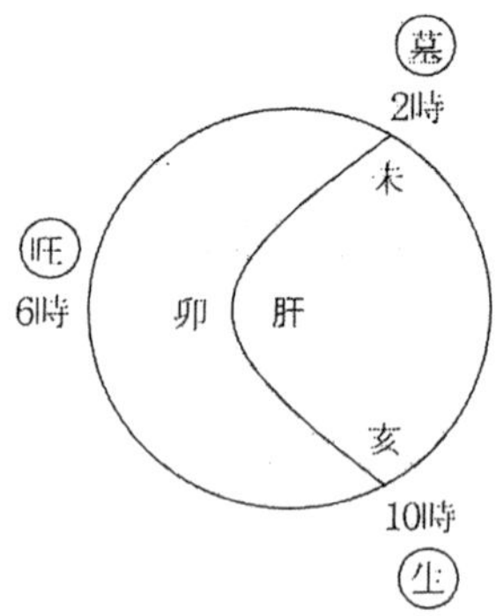

신이 왕성하게 활동하는 시간

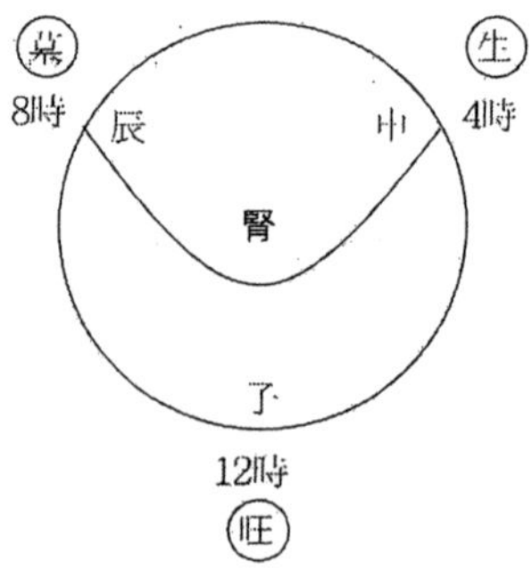

폐가 왕성하게 활동하는 시간

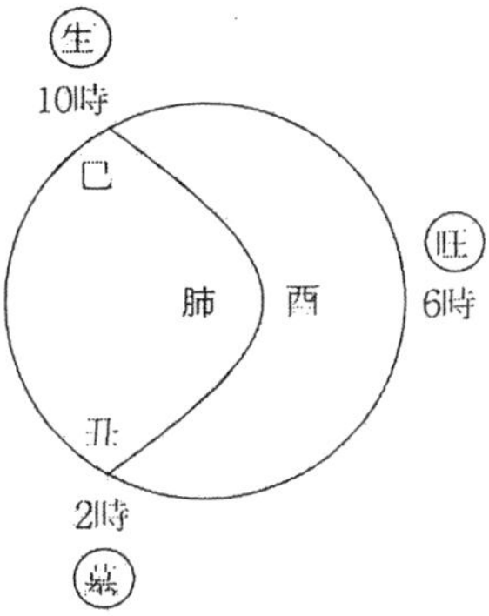

3. 사계절, 24시간의 윤회와 오장의 성쇠

사계절의 춘하추동은 지구의 공전에 의해서 생겨나고 하루의 24시간은 지구의 자전에 의해서 이루어진다. 이 자전·공전은 동시에 윤회하고 있기 때문에 그 思考가 복잡하게 된다. 복잡해진 사계절과 아침·낮·저녁·밤의 四時에 있어서 오장의 성쇠를 그림으로 나타내면 다음과 같다.

<사계절, 24시의 윤회와 오장의 성쇠>

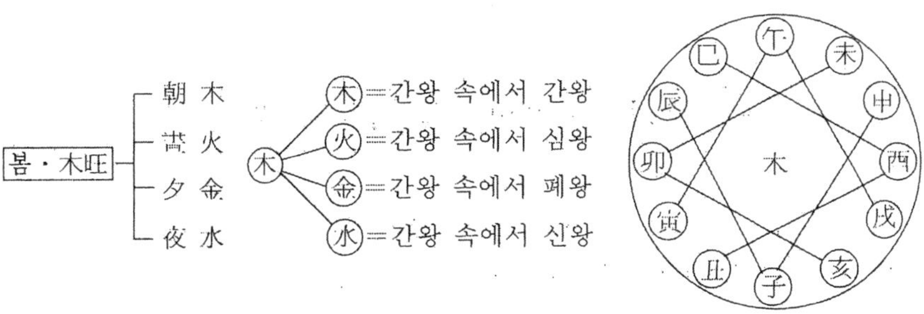

여름 · 火旺 — 朝 木 / 晝 火 / 夕 金 / 夜 水

火 — 木=심왕 속에서 간왕
火 — 火=심왕 속에서 심왕
火 — 金=심왕 속에서 폐왕
火 — 水=심왕 속에서 신왕

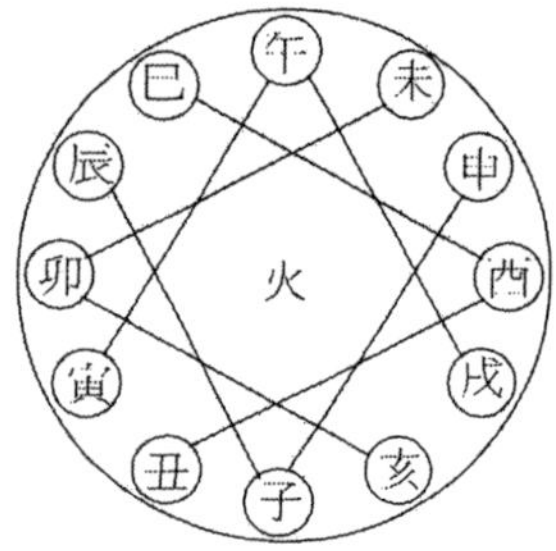

가을 · 金旺 — 朝 木 / 晝 火 / 夕 金 / 夜 水

金 — 木=폐왕 속에서 간왕
金 — 火=폐왕 속에서 심왕
金 — 金=폐왕 속에서 폐왕
金 — 水=폐왕 속에서 신왕

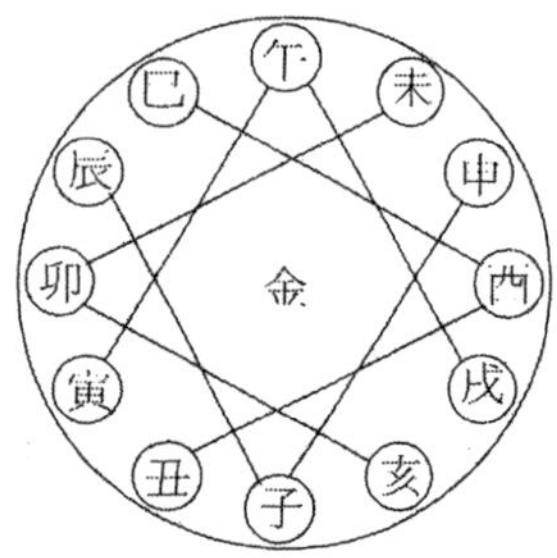

겨울 · 水旺 — 朝 木 / 晝 火 / 夕 金 / 夜 水

水 — 木=신왕 속에서 간왕
水 — 火=신왕 속에서 심왕
水 — 金=신왕 속에서 폐왕
水 — 水=신왕 속에서 신왕

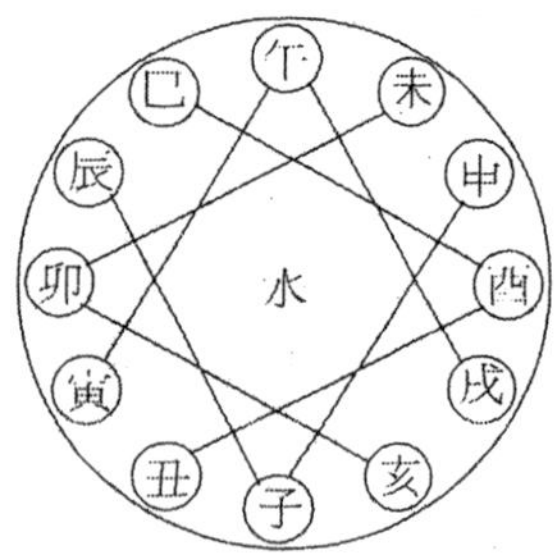

〈강의〉 오장의 旺相死囚休 원리

十二支는 어디까지나 부호로 사용되고 있습니다. 무슨 부호인가 하면 대기작용의 종류와 시간의 표현입니다. 즉, 그 시간에 활동하는 대기작용을 표현하는 부호입니다. 그러므로 이 부호에는 천지창조의 모든 것이 포함되어 있습니다.

▶ 十二支의 부호가 나타내는 사계절과 24시간

먼저 1년을 12개월로 바꾸면 子의 달은 12월이 되고, 하루의 24시간으로 바꾸면 한밤중의 12시가 됩니다. 一支는 두 시간이기 때문에 子의 시각은 11시부터 활동하기 시작하여 밤 1시까지이며, 丑의 달은 1월이 되고, 丑의 시각은 밤 2시를 중심으로 밤 1시부터 3시 사이가 됩니다. 「짝수시각을 중심으로 앞의 1시간, 뒤의 1시간」이라는 식으로 외워 두면 간단합니다. 사계절과 24시간과는 복잡하게 얽혀 있지만 이 十二支의 부호를 외우면 매우 편리합니다.

▶ 사계절과 24시간은 동일작용을 한다

사계절의 변화는 지구의 공전, 24시간은 지구의 자전에 의해서 성립합니다. 그리고 이것에 의해서 서로간에 공통점이 성립합니다. 어떠한 면이 동일한가 하면 봄의 가열기와 아침의 가열기, 가을의 감열기와 저녁 무렵의 감열기 등 양방향순환, 음방향순환의 성립이 동일하다는 것입니다. 이 양방향순환과 음방향순환의 작용은 완전히 반대가 됩니다.

1년중에서는 봄을 중심으로 한겨울부터 여름에 걸친 열작용은 가열기입니다. 하루중에서는 아침을 중심으로 한밤부터 낮에 걸친 열작용은 가열기가 됩니다. 이 둘은 같은 양방향순환을 하고 있다고 말할 수 있지요.

하루에서는 낮, 1년에서는 여름이 가장 더워집니다. 즉 熱旺期입니다. 따라서 낮도 여름도 熱旺期라는 점에서는 동일한 활동을 한다고 할 수 있지요. 가을은 減熱期로 점점 서늘해지는 시기입니다. 하루에서는 저녁 무렵이 여기에 해당하고, 이때는 하루 종일 따뜻했던 것이 저녁이 되면서 서늘해지고 열을 소모하면서 갑니다. 또한 겨울과 밤은 온도로 표현하면 가장 낮을 때입니다. 그렇기 때문에 같은 활동이라고 보아도 좋습니다.

같은 활동을 하고 있는 아침과 봄을 통틀어서 「木氣」라는 부호를 붙이는 것과 같이 낮과 여름을 「火氣」, 오후와 長夏를 「土氣」, 저녁과 가을을 「金氣」, 밤과 겨울을 「水氣」라고 합니다.

▶ 오장의 旺相死囚休

간장이 봄과 아침에 왕성하게 활동하는 것은 이와 같은 자연의 활동이 있기 때문이라는 것을 잘 알 수 있을 것입니다. 마찬가지로 다른 장기에 관해서도 어느 시기에, 어떻게 활동하는지는 자연스럽게 터득할 수 있을 것입니다.

간장이라는 하나의 장기만으로 생각하면 그 작용과 성쇠도 이해하기 어려워집니다만, 사계절의 변화—예를 들면 1년을 통하여 초목의 상태를 살펴보면 잘 알 수 있게 됩니다. 간장은 木氣입니다.

그럼 왜 초목은 봄이 되면 왕성해지는가를 생각해 봅시다. 가열됨으로써 단백전분체인 초목이 자라기 때문이라는 것을 알 수 있습니다. 다시 말해서 신장한다는 것이지요. 뻗어 나가는 잎은 생기 넘치는 젊은이의 힘이고 초목의 힘입니다. 그러므로 뻗어 나가는 힘은 木氣가 왕성한 때라고 해도 좋습니다.

여름이 되면 초목은 잎을 한껏 펼치지만 그 이상으로는 커지지 않습니다. 아니, 그 반대로 이제는 여름을 정점으로 하여 수렴의 방향으로 향하게 됩니다. 그렇기 때문에 이때는 木을 중심으로 생각해 보면 木의 근본인 신장작용이 멈추는 즉 잠깐 쉰다는 것을 알 수 있지요. 하나의 일을 시작한 뒤 완성하여 끝마친 상태이기 때문에 休라고 하는 부호를 붙여도 좋을 것입니다.

長夏의 土用이 오면 이번에는 결실현상이 일어납니다. 이 때에는 단백전분체에 냉기가 가해지는데 이 냉각현상에 의해서 결실을 맺기 시작하는 것입니다. 신장작용의 木이 이번에는 반대로 움츠러들지 않으면 안 되게 되는 것입니다. 냉각에 의해서 뻗어 나가는 힘이 멈추고, 사각의 틀 속에 갇혀 버리는 느낌입니다. 「木」이라는 글자가 네모 틀 속에 들어가 있기 때문에 「困」이 됩니다만, 「곤란하다」라고 하는 것은 이와 같이 사방이 꽉 막혀서 자신의 몸을 꼼짝할 수 없는 상태라는 것을 알 수 있지요. 이 □는 둘러싸는 상형이기 때문에 「人」이 네모 안에 갇히는 것을 「囚」라고 하는데, 사람이 갇혀서 그 자유를 잃어버리는 형상입니다. 즉, 木氣가 냉각의 음기에 잡혀서 신장작용을 멈추고 묶이는 형상, 이것을 囚라는 부호로 설명하고 있습니다.

다음으로는 가을이 오는데 이때는 점점 냉기가 늘어나고 나뭇잎은 시들어서 여기저기 땅에 떨어지며 생명은 뿌리 쪽으로 내재하기 시작합니다. 신장하는 것을 일상적인 일로 삼고 있는 木氣가 뻗어 나가려고 하는 힘을 정지당하게 되지요. 여기에 「止」의 조건이 생기게 되는 것입니다. 멈추는 상태의 최대의 표현이 죽음인데, 이 상태에 「死」라고 하는 부호가 붙게 되는 것입니다.

겨울이 오면 종자는 대지의 모태에 包藏되어 땅속에서 발아하는 쪽으로 향합니다. 지상에서는 보이지 않습니다만 땅속에 있어서는 지상으로 발아준비를 하고 있는 것입니다. 대지의 모체 안에서 영양을 공급받고 胎育되고 있다는 것이지요. 이와 같은 겨울의 힘에 의해서 木氣가 助長되고 있기 때문에 「相」이라는 부호가 붙습니다.

「相」에는 어머니가 아이에 의해서 가르침을 받게 되고, 아이는 어머니에 의해서 길러지는 것처럼 「상호간에 짝이 되어 서로 돕는다」라는 의미가 있습니다.

이상과 같이 자연의 기능에 상호간 부호가 붙습니다. 그것이 旺 · 休 · 囚 · 死 · 相이라는 부호입니다. 이것이 각각의 활동상태를 나타내고 있습니다만, 이 상태는 빙글빙글 순환하고 있습니다. 이것을 「旺相死囚休의 原理」라고 합니다.

제 5 장 旺相死囚休의 원리

1. 오장은 五季에서 왜 旺相하는가

앞에서 말한 것처럼 우리들은 天氣·地氣라는 두 개의 氣에 의해 생성되어 있다. 이 천지작용은 냉열의 陰陽의 二元, 熱·暑熱·凉·冷·寒冷이라는 五氣순환의 五元, 生旺墓의 三元 등 세 가지 종류를 종합한 三大元으로 이루어져 있다.

천지의 생성근원이 二·三·五의 三大元이라면 이로부터 생성된 우리들 또한 三大元으로 만들어지게 되는 것이다. 즉, 천지의 三大元에 의하여 사람의 三大元이 조절받고 있는 것이다. 이것을 알기 쉽게 표현한 것이 「旺·相·死·囚·休」라는 순환이다.

먼저 봄철에는 간 계통이 왕성하게 활동하고 있지만, 심 계통은 肝氣의 보조를 받으면서 동시에 왕성하게 활동하고 있는 肝氣를 도와 주고 있다. 脾系·肺系는 스스로 활동을 약하게 하여 이 시기에 왕성한 간계의 활동에 지장을 주지 않으려고 하면서 순응하고 있다. 腎系의 예를 들면 겨울철에는 왕성하게 활동하여 肝系의 힘을 만들어 내고 있지만, 봄철이 되면 휴양상태를 취하게 된다.

좀더 예를 들면, 봄에는 夏氣性을 받아 생성된 火氣質은 봄철의 기능인 가열상태에서 생기를 발생하고 火氣가 왕성한 방향으로 이르게 한다. 즉, 火氣라는 것은 봄에 加熱작용을 돕는 쪽으로 작용을 한다. 그러나 秋氣性의 冷작용을 받아서 생성된 金氣質은 봄철의 가열에 의해서 그 자신의 수렴력을 해제한다. 따라서 가지고 있는 힘을 상실한다.

이와 같이 春氣는 火氣를 낳음과 동시에 金氣의 하강온도를 스스로 억제하게 한다. 이것은 어떤 한 시기의 힘을 얻어 왕성하게 됨과 동시에 한 시기의 힘에 억제되어 쇠퇴함이 생기기 때문이다.

이 지상에서는 시간의 순환과 함께 성쇠의 순환이 서로 존재하고 있다. 이처럼 지상의 만물은 시간에 응해서 왕성해지거나 또는 시간에 억제당하여 쇠퇴하는 일이 있게 된다. 한 예를 들면, 초목을 보면 봄에는 왕성하게 신장하지만 가을의 수렴하는 金氣를 만나면 시들어서 쇠약해져 버린다. 이처럼 모든 五氣에는 盛과 衰가 얽혀 있다.

1년에서의 五季, 하루에서의 五時(아침・낮・오후・저녁・밤)에는 각각의 五氣의 순환이 있고, 이 五氣의 성질을 가진 만물을 가지고 五氣간 상호 다섯 가지 성쇠가 얽혀 있는 것을 명료하게 설명하고 있는 것이 旺相의 원리이다.

2. 五行의 相生・相剋

▸ 相生・相剋이라는 것은

「相生」이라는 것은 서로 도와서 만들어 내는 입장과 그 활동을 말한다.

「相剋」이라는 것은 서로간을 제어함으로써, 주종관계와 같은 입장과 그 활동을 말한다.

이 지상에 있어서 天・人・地 세계의 전개를 크게 구별해 볼 경우 天에는 熱・暑熱・凉・冷・寒冷의 五氣의 활동이 있고, 지상에는 春・夏・長夏・秋・冬의 五季의 활동을 시작으로 木・火・土・金・水의 질을 가진 만물이 있고, 人에는 肝旺유형・心旺유형・脾旺유형・肺旺유형・腎旺유형의 다섯 종류가 있다. 이들 다섯 종류는 서로 상하좌우로 짝이 맺어져 이루어지고 있다. 이 구성 사이에는 서로 생성하는 관계와 서로 극제하는 관계가 있다.

이것을 인간관계로 예를 들어 보면 相生에는 나를 중심으로 하여 부모가 낳아 주는 것과 그 반대로 내가 낳는 자손의 관계인 두 종류로 나눌 수 있다. 극제관계에는 주종관계처럼 내가 제어하는 관계와 내가 제어당하는 관계가 있게 된다.

소위 「가위 바위 보」는 이 극제만의 구조를 사용한 것인데, 즉 「바위는 보에 지고 가위에 이긴다」의 승패가 극제하는 장르를 사용하고 있는 것이다. 이 상극의 구조에 상생의 구조를 가한 것이 相生 · 相剋의 관계이다.

또 일반적으로 자주 「사람의 궁합」을 말하지만 그 「궁합이 맞다」 「안 맞다」라고 하는 것도 오행의 상생 · 상극이라는 편성원리를 응용하고 있는 것이다.

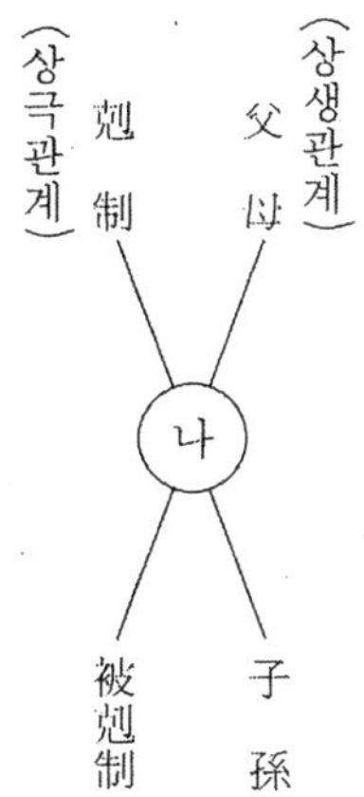

▶ 五行의 相生 · 相剋關係

이 상생 · 상극의 관계를 오행의 부호로 나타내면 다음과 같다.

- 木
  - 火=相生(木이 타서 火를 만드는 것과 같은 母子相生관계)
  - 土=相剋(木이 土를 토대로 하여 신장하는 妻財와 같은 主從剋制관계)
  - 金=相剋(金의 刃物과 木의 柄이나 鞘와 같은 主從剋制관계)
  - 水=相生(水가 변하여 木이 되는 것처럼 木子·水母의 관계)

- 火
  - 木=相生(火子·木母의 子母관계)
  - 土=相生(火의 불길이 번져 土로 바뀌고 火에서 土가 태어나는 火母·土子의 관계)
  - 金=相剋(火가 지나치게 타는 것을 金의 냉기가 가해짐으로써 억제되고, 金의 응결완고성을 火로 적절한 成金으로 하는 것 같은 火夫·金婦의 부부길항관계)
  - 水=相剋(火의 暑熱과 水의 寒冷이 평형하여 적당한 온도를 만드는 水夫·火婦의 부부길항관계)

- 土
  - 木=相剋(木夫·土婦의 부부길항관계)
  - 火=相生(土子·火母의 子母관계)
  - 金=相生(땅속에서 금광이 산출되는 것과 같은 土母·金子의 母子관계)
  - 水=相剋(土는 水에 의해서 적당히 알맞은 土가 되고, 水는 土의 여과작용에 의해서 淸水가 되는 것 같은 土夫·水婦의 부부길항관계)

- 金
  - 木=相剋(金夫·木婦의 부부길항관계)
  - 火=相剋(金婦·火夫의 부부길항관계)
  - 土=相生(金子·土母의 子母관계)
  - 水=相生(金母·水子의 母子관계)

水 ┬ 木=相生(水母·木了의 母了관계)
├ 火=相剋(水夫·火婦의 夫婦관계)
├ 土=相剋(水婦·土夫의 夫婦관계)
└ 金=相生(水了·金母의 了母관계)

<오행의 상생관계>

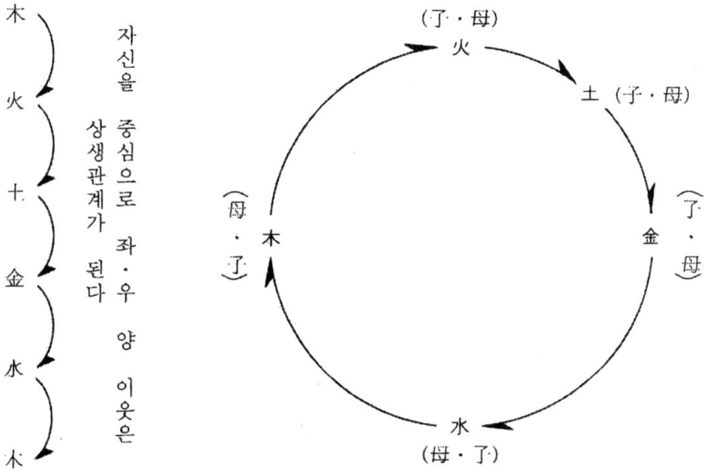

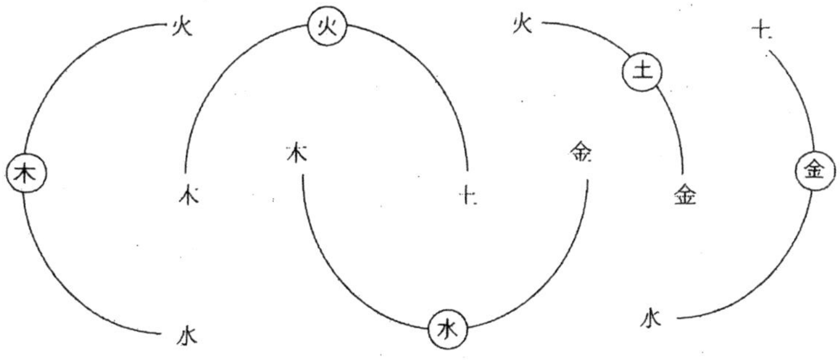

<오행의 상극관계>

자신을 중심으로 앞의 두 번째가 상극이 된다

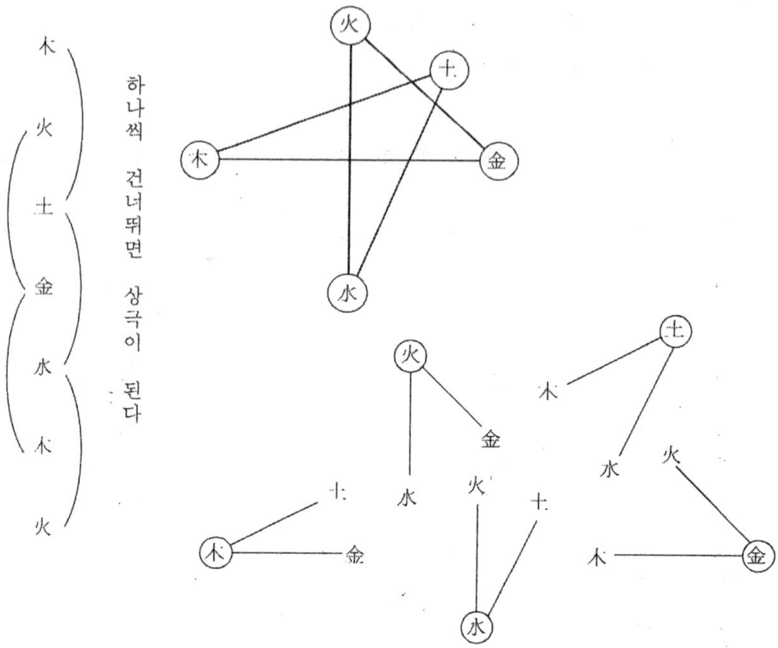

相生・相剋에는 전부해서 열 가지 종류의 관계가 있지만, 여기에서는 기본이 되고 있는 다섯 가지 종류를 좀더 요약하면 다음과 같다.

相生
- 兄妹(同氣의 관계. 예를 들면 木과 木, 火와 火의 同氣의 兄妹관계)
- 父母(자신이 자손으로 태어나는 관계)
- 子孫(자신이 부모로서 자손을 낳는 관계)

相剋
- 官鬼(官廳과 鬼는 우리를 제어하는 剋制관계)
- 妻財(妻와 財는 우리를 돕고, 따라 주는 관계)

<木을 중심으로 한 오행의 상생·상극>

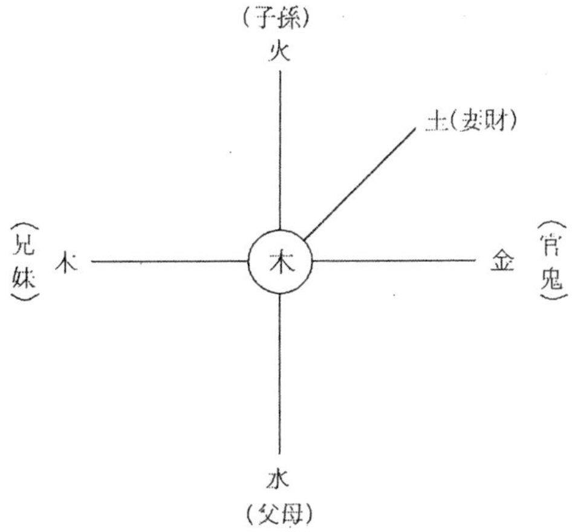

▶ 五臟의 相生·相剋關係

木·火·土·金·水의 오행의 부호는 각각의 오장을 가리키고 있으므로, 五氣와 마찬가지로 오장에도 相生·相剋의 관계가 성립한다.

이것을 그림으로 나타내면 다음과 같이 된다.

<오장의 상생·상극>

肝·木
- 心·火(子孫)
- 脾·土(妻財)
- 肺·金(官鬼)
- 腎·水(父母)

心·火
- 肝·木(父母)
- 脾·土(子孫)
- 肺·金(妻財)
- 腎·水(官鬼)

脾・土
- 肝・木(官鬼)
- 心・火(父母)
- 肺・金(子孫)
- 腎・水(妻財)

肺・金
- 肝・木(妻財)
- 心・火(官鬼)
- 脾・土(父母)
- 腎・水(子孫)

腎・水
- 肝・木(子孫)
- 心・火(妻財)
- 脾・土(官鬼)
- 肺・金(父母)

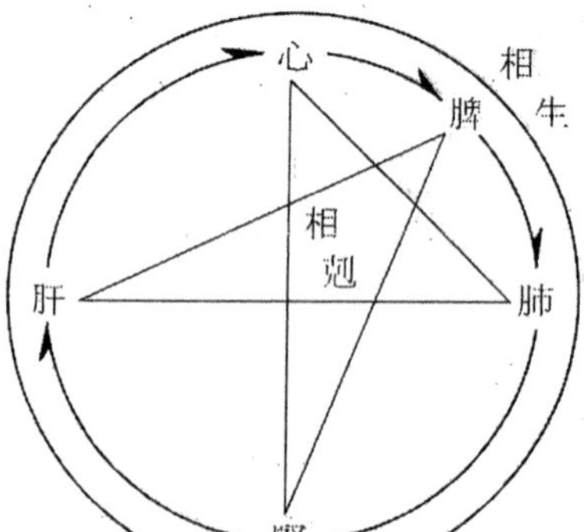

3. 陰陽 · 五行의 相生 · 相剋

오행의 相生 · 相剋으로 관련을 맺고 있는 서로의 활동을 좀더 자세하게 설명해 보자.

옛사람들은 이 견해를 간편 · 명료하도록 十干부호를 이용하여 풀이하고 있다.

木
- 甲=木의 陽(兄)--담낭
- 乙=木의 陰(妹)--간장

火
- 丙=火의 陽(兄)--소장
- 丁=火의 陰(妹)--심장

土
- 戊=土의 陽(兄)--위장
- 己=土의 陰(妹)--비장

金
- 庚=金의 陽(兄)--대장
- 辛=金의 陰(妹)--폐장

水
- 壬=水의 陽(兄)--방광
- 癸=水의 陰(妹)--신장

<甲을 중심으로 한 예>

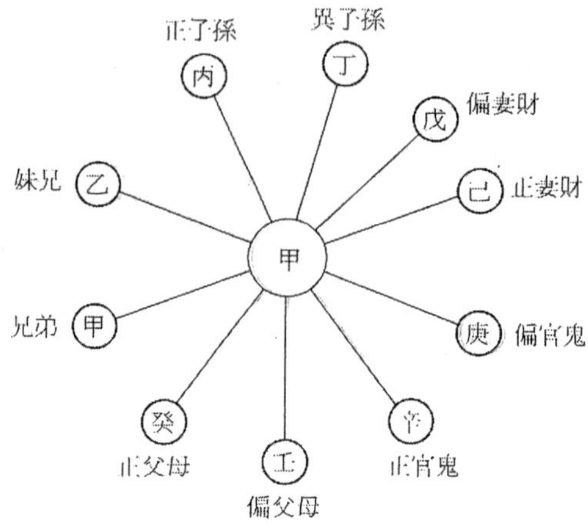

甲

癸	壬	辛	庚	己	戊	丁	丙	乙	甲
‖	‖	‖	‖	‖	‖	‖	‖	‖	‖
正父母	偏父母	正官鬼	偏官鬼	正妻財	偏妻財	異子孫	正子孫	兄妹	兄弟

乙

癸	壬	辛	庚	己	戊	丁	丙	乙	甲
‖	‖	‖	‖	‖	‖	‖	‖	‖	‖
偏父母	正父母	偏官鬼	正官鬼	偏妻財	正妻財	正子孫	異子孫	妹妹	兄妹

丙

癸	壬	辛	庚	己	戊	丁	丙	乙	甲
‖	‖	‖	‖	‖	‖	‖	‖	‖	‖
正官鬼	偏官鬼	正妻財	偏妻財	異子孫	正子孫	兄妹	兄弟	正父母	偏父母

丁

癸	壬	辛	庚	己	戊	丁	丙	乙	甲
‖	‖	‖	‖	‖	‖	‖	‖	‖	‖
偏官鬼	正官鬼	偏妻財	正妻財	正子孫	異子孫	妹妹	兄妹	偏父母	正父母

戊

癸	壬	辛	庚	己	戊	丁	丙	乙	甲
‖	‖	‖	‖	‖	‖	‖	‖	‖	‖
正妻財	偏妻財	異子孫	正子孫	兄妹	兄弟	正父母	偏父母	正官鬼	偏官鬼

己

癸	壬	辛	庚	己	戊	丁	丙	乙	甲
‖	‖	‖	‖	‖	‖	‖	‖	‖	‖
偏妻財	正妻財	正子孫	異子孫	妹妹	兄妹	偏父母	正父母	偏官鬼	正官鬼

庚

癸	壬	辛	庚	己	戊	丁	丙	乙	甲
‖	‖	‖	‖	‖	‖	‖	‖	‖	‖
異子孫	正子孫	兄妹	兄弟	正父母	偏父母	正官鬼	偏官鬼	正妻財	偏妻財

辛

癸	壬	辛	庚	己	戊	丁	丙	乙	甲
‖	‖	‖	‖	‖	‖	‖	‖	‖	‖
正子孫	異子孫	姉妹	兄妹	偏父母	正父母	偏官鬼	正官鬼	偏妻財	正妻財

壬

癸	壬	辛	庚	己	戊	丁	丙	乙	甲
‖	‖	‖	‖	‖	‖	‖	‖	‖	‖
兄妹	兄弟	正父母	偏父母	正官鬼	偏官鬼	正妻財	偏妻財	異子孫	正子孫

癸

癸	壬	辛	庚	己	戊	丁	丙	乙	甲
‖	‖	‖	‖	‖	‖	‖	‖	‖	‖
姉妹	兄妹	偏父母	正父母	偏官鬼	正官鬼	偏妻財	正妻財	正子孫	異子孫

음양·오행의 상생·상극은 陽과 陽, 陰과 陰처럼 같은 氣를 好配合하는 경우와, 陽과 陰·陰과 陽처럼 서로 다른 氣를 好配合하는 경우가 있다.

官鬼·妻財와 같은 剋制關係의 경우는 陽과 陽, 陰과 陰처럼 같은 氣이면 음양이 온화하지 않고 剋制가 강하게 되며, 陰과 陽·陽과 陰처럼 서로 다른 氣라면 서로 온화하여 剋制를 적합하게 한다.

상생관계와 같은 부모관계에서 同氣배합이라면 음양이 화합하지 못하여 지나치게 엄격한 부모가 되고, 異氣배합이라면 음양이 서로 화합하여 적합한 부모가 된다고 본다.

자손관계에서 同氣는 자신과 같은 소질을 가지는 것으로서 올바른 자손이라고 보고, 異氣는 자신과 다른 소질을 가지고 있는 즉, 질이 다른 자손이므로 그다지 좋은 배합으로는 되지 않는다.

형제관계는 자신이 약해져 있을 때는 同氣인 형제가 힘이 되어 好配合이 되고, 자신에게 힘의 여유가 있을 때에도 서로 다른 氣의 형제자매를 기쁘게 하기도 한다.

4. 旺相死囚休의 성립과정

▶ 旺·相·死·囚·休라고 하는 것은

「旺·相·死·囚·休」라는 것은 오행상호간에 있어서 생성, 발전, 안정, 정체, 쇠퇴작용을 이해하기 쉽게 나타내려고 한 것이다. 이것은 지구가 23.5도 기울어져 자전하고, 나아가서 태양을 중심으로 공전함으로써 전개된다. 五氣·五臟의 성쇠를 설명하고 있는 부호이기도 하다.

木氣를 예로 들어 보면 春期, 夏期, 土用期, 秋期, 冬期의 五氣에 있어서 木氣 활동의 성쇠상태를 보여 준다.

또한 天道에 의해서 성립되어 있는 人道에서도 동일하므로, 그 원리를 생체의 생리상태로 바꾸어 놓고 보면 春期의 간 생리, 夏期의 간 생리, 土用期의 간 생리, 秋期의 간 생리, 冬期의 간 생리는 계절에 의해서 또는 시각에 의해서 오장을 비롯한 經絡 등이 전부 각각 다른 활동을 이루고 있다.

이 성쇠작용을 旺相死囚休에 의해서 나타내려고 하는 것이다.

▶ 旺相死囚休의 부호에 관해서

■ ≪旺≫ 왕처럼 기세가 왕성한 것

[예] 木氣---봄에 왕성해진다.
火氣---여름에 왕성해진다.
土氣---토용에 왕성해진다.
金氣---가을에 왕성해진다.
水氣---겨울에 왕성해진다.

사람의 생활상태를 예로 들면 부엌에서는 여성이 제왕처럼 중심이 되어 가진 능력을 발휘하고, 배 위에서는 선장이 제왕, 기관장이 相, 그 밖의 사람이 死囚休의 역할을 하여 배는 바다로 나아가게 된다. 또 비행중인 기내로 말하면 기장이 제왕, 파일럿이 相, 스튜어디스가 囚, 손님이 死, 정비사가 休이다.

이와 같이 旺氣에 해당될 때는 다른 것으로부터 剋制당하는 오행관계에 있더라도 剋氣의 제어를 그다지 받지 않는다.

예를 들면 火와 水의 경우 같은 火가 水에 극제되어 水의 지배를 받지만 火의 기세가 왕성할 때에는 쇠퇴상태에 놓여 있는 약한 水力으로는 왕성한 火 즉, 大火를 극제할 수 없다.

이와 같은 시기의 왕성한 상태를 「旺」이라고 한다.

■ ≪相≫ 왕의 후원에 힘입어서 힘을 발휘하고 또 왕을 도와서 왕 다음으로 기세가 왕성한 것

[예] 春 ---火가 相
夏 ---土가 相
土用---金이 相
秋 ---水가 相
冬 ---木이 相

相은 「거들다」의 뜻이므로 이 시기의 旺을 도우면서 그 자신의 몸을 성장시킨다. 木氣는 冬期에 싹이 나오는데, 겨울이 깊어짐에 따라 하나의 힘이 되고, 겨울이 진행됨에 따라 자신의 몸을 키우는 것이다.

[예] 봄에 의해서 여름이 자라나고 여름은 봄을 돕는다.
여름에 의해서 토용이 자라나고 토용은 여름을 돕는다.
토용에 의해서 가을이 성장하고 가을은 장하를 돕는다.
가을에 의해서 겨울이 자라나고 겨울은 가을을 돕는다.
겨울에 의해서 봄이 자라나고 봄은 겨울을 돕는다.

■ ≪死≫ 정지의 「止」라는 의미이며 이 시기의 왕에게 극제를 받아서 자아를 멈추고 왕에게 복종하는 상태를 말한다.

木氣를 예로 들면, 금기의 지배를 받으면 초목이 가을의 서늘한 기운인 응고작용을 만나서 그 기세를 잃어버리고, 초목의 생기가 뿌리에 내재하도록, 신장하려고 하는 자아를 상실하고 있는 상태를 말한다.

[예] 가을에 木死
겨울에 火死
봄에 土死
여름에 金死
토용에 水死

이 시기의 왕으로부터 극제를 받아서 헌신적으로 복종하고 있는 상태를 「死」라고 한다.

■ 《囚》 이 시기의 왕으로부터 극제를 받아서 포로신세가 되어 왕에게 복종하는 형태.

초목을 예로 들면 土用의 시기(여름에서 가을의 환절기)에 음방향 순환인 초가을의 서늘한 기운을 만나면 응고작용을 받는다. 이때 死期보다는 凉氣가 적어 다소의 자유와 여유가 있게 된다.

木의 경우는 困의 글자 즉, 「口+木」처럼 陰冷의 氣이고, 이 활동에 포로신세가 되어 자유를 상실하고 있는 것이 困의 글자이다.

[예] 토용은 木囚
가을은 火囚
겨울은 土囚
봄은 金囚
여름은 水囚

■ 《休》 아이를 한 사람 몫으로 길러서 세상으로 내보낸 부모처럼 휴식상태를 말하고, 또 이 시기의 왕을 울타리 같은 역할로 배후로부터 지키고 있다.

예를 들면 봄, 木이 왕성하도록 하기 위해서는 水氣가 모태가 되어 木을 생장시키고, 그리고 나서 혼자 걸을 수 있으면 손을 뗄 수 있어 안심하고 자기 자신에게 돌아올 수 있게 된다. 이것을 「休」라고 이름붙이고 있다.

여름의 초목을 살펴보면 지엽을 가득히 펼치고 여분의 힘을 만든 다음, 다음 세대의 싹을 만들기 위해 결실을 맺으려 휴양하고 있는 상태를 말한다. 이 시기에 치료를 하면 가장 효과가 있다.

[예] 여름은 木休
장하는 火休
가을은 土休
겨울은 金休
봄은 水休

이상이 旺相死囚休에 대한 설명이지만, 이 이론은 인체는 말할 것도 없고 모든 사회면에 적용되며 아울러 모든 것에 사용할 수 있는 진리이다.

동양의학에 있어서는 運氣論은 기본이 되어 시기에 따른 생리상태를 알며, 養生學의 기초가 되고, 말초활용에 있어서는 침구치료의 중추적인 진리가 된다.

이 旺相死囚休의 진리를 잊어버리고서는 동양의술의 진수는 없으므로 旺相死囚休가 이루는 원리를 충분히 활용함으로써 본래의 뜻이 전달되도록 하여야 한다. 이 원리를 응용하지 않으면 단순한 자극요법에 불과하다.

5. 五季에 있어서 旺相死囚休

五季라는 것은 春・夏・長夏・秋・冬이다. 이 五季의 순환에 木・

火・土・金・水의 五氣가 어떤 식으로 성쇠하고 있는가를 지금부터 순서에 따라서 해설해 보자.

≪木≫ 木은 봄에 旺이 되고, 여름은 休, 長夏는 囚, 가을은 死, 겨울에는 相이 된다.

木
- 春=旺(초목은 봄기운을 만나서 그 힘을 충분히 발휘하며 왕성하게 신장한다)
- 夏=休(초목은 여름의 기운을 만나서 성장을 쉬며, 지엽을 성장시킨다)
- 長夏=囚(초목은 아침, 저녁으로 長夏의 서늘한 기운을 만나서 열매를 맺고 안에 붙잡힌 포로신세가 된다)
- 秋=死(초목은 가을의 서늘하고 차가운 기운을 만나서 잎을 떨어뜨리고 생기를 내재하며 생장을 완전히 정지시킨다)
- 冬=相(겨울의 초목은 다가오는 氣에 왕성하기 위해서 발아준비를 진행시킨다)

<木의 旺相死囚休>

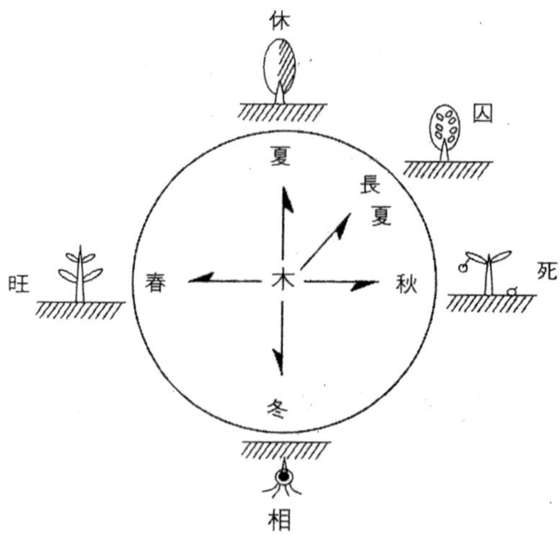

≪火≫ 火는 여름에 旺이 되고, 長夏에 休, 가을은 囚, 겨울은 死, 봄에는 相이 된다.

火
- 夏=旺(火는 熱體이므로 여름의 더위에는 강하기 때문에 더욱 활발해진다)
- 長夏=休(長夏는 낮 동안은 덥지만 아침저녁에는 서늘한 기운이 돌고, 休쪽으로 나아간다)
- 秋=囚(가을은 서늘하고 차가운 기운이 돌고 火를 빼앗겨 열이 발산하는 것을 줄인다)
- 冬=死(겨울의 태양은 더욱 작아지기 때문에 火力이 발산하는 것을 정지시키고 열 작용을 죽음으로 쫓아보낸다)
- 春=相(추웠던 겨울에 서서히 가열되어 火體를 강하게 함으로써 旺에 상당한 힘이 된다)

<火의 旺相死囚休>

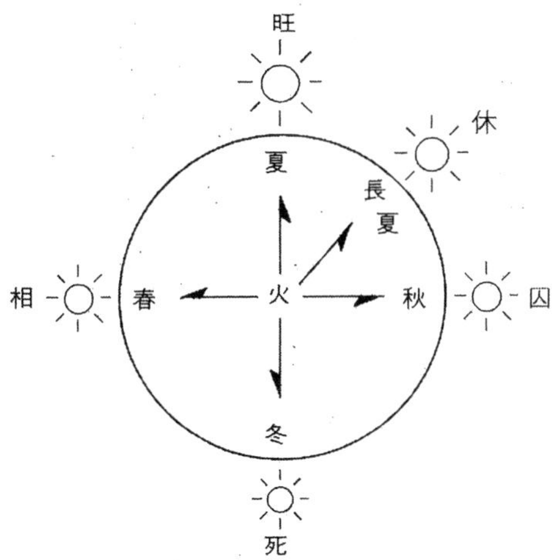

≪土≫ 土는 土用의 長夏에 旺이 되고, 가을에 休, 겨울에 囚, 봄에 死, 여름에 相이 된다. 土의 자연작용은 火氣와 거의 같고 暑氣 속에 涼氣가 들어가 섞이려고 하는 음양변화의 작용이 있고 만물을

완화시키는 기능을 가지고 있다.

土
- 長夏=旺(완화하려고 하는 힘을 강하게 하고 있는 계절이다)
- 秋=休(완화하려고 하는 힘을 멈추고 응고성을 만들어 내면서 쉬고 있는 계절이다)
- 冬=囚(완화하려고 하는 힘이 춥고 차가운 기운에 둘러싸여서 囚가 된다)
- 春=死(완화되어 정지하려고 하는 힘이 봄의 강한 陽動을 만나서 그 힘을 정지시킨다)
- 夏=相(여름의 暑氣에 완화되어 풀어지려는 징조가 나타나고 활기가 생기기 시작한다)

<土의 旺相死囚休>

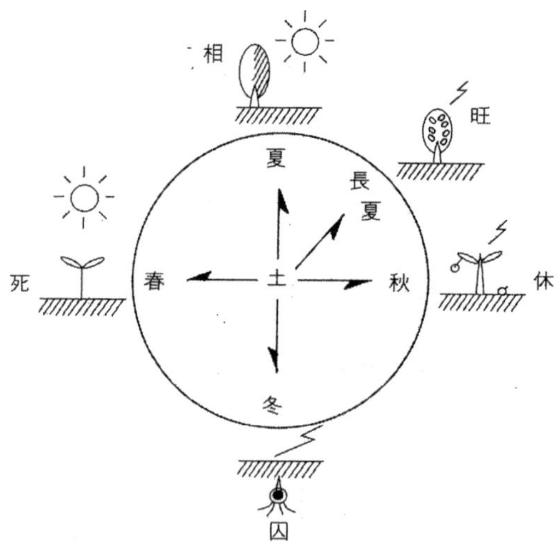

≪金≫ 金은 가을에 旺이 되고, 겨울에는 休, 봄에는 囚, 여름에 死, 長夏에는 相이 된다. 金은 서늘하고 차가운 氣이므로 응결하려고 하는 작용이고 더위를 만나면 그 힘을 잃어버린다.

金
- 秋=旺(수렴성이 최대로 발휘되어 旺季가 된다)
- 冬=休(冬期가 되면 이미 응고성이 강하게 작용하고 있기 때문에 수렴의 필요성이 없어지고 休의 상태가 된다)
- 春=囚(수렴의 본질은 가열온에 의해서 제약을 받고 기력을 약하게 하고 있다)
- 夏=死(여름의 더위에 수렴성을 정지시켜 死의 상태가 된다)
- 長夏=相(더위에서 차갑고 서늘한 상태로 변화되어 수렴의 氣가 작용하기 시작한다)

<金의 旺相死囚休>

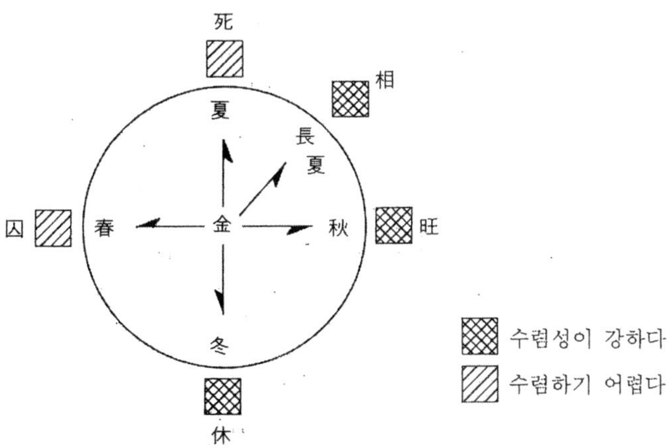

≪水≫ 水는 겨울에 旺이 되고, 봄에 休, 여름에 囚, 土用에 死, 가을에 相이 된다.

水質은 이끌어 당기고 모으는 성질을 띠므로, 응결내연작용의 춥고 차가운 것이 본질이다.

水
- 冬=旺(水質의 寒冷性은 겨울의 한랭기를 맞아서 왕성하게 그 힘을 발휘하고 있다)
- 春=休(水는 胎養性이 있고 봄에는 그 탄생, 생육이 시작되기 때문에 休가 된다)
- 夏=囚(더위에 의해서 한랭성의 성질을 약하게 하고 囚가 된다)
- 長夏=死(猛暑에 의해서 氣가 발산되어 그 모습을 잃어버리고 그 質을 죽인다)
- 秋=相(온도하강에 의해서 冷凉性을 늘리고 본래의 힘은 旺을 돕는다)

<水의 旺相死囚休>

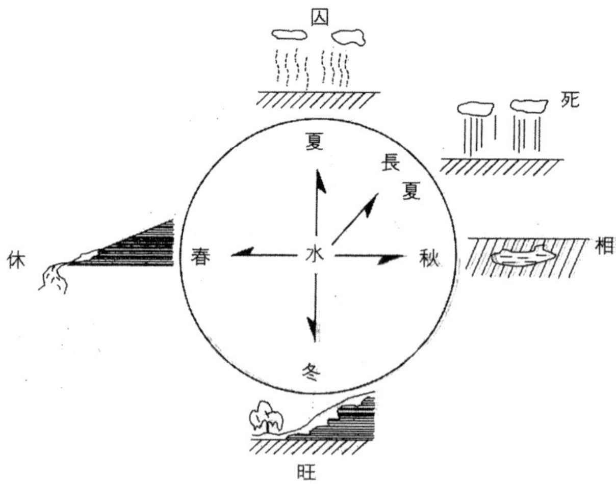

<五季의 旺相>

	木	火	土	金	水
春	旺	相	死	囚	休
夏	休	旺	相	死	囚
長夏	囚	休	旺	相	死
秋	死	囚	休	旺	相
冬	相	死	囚	休	旺

<五季를 중심으로 한 旺相死囚休>

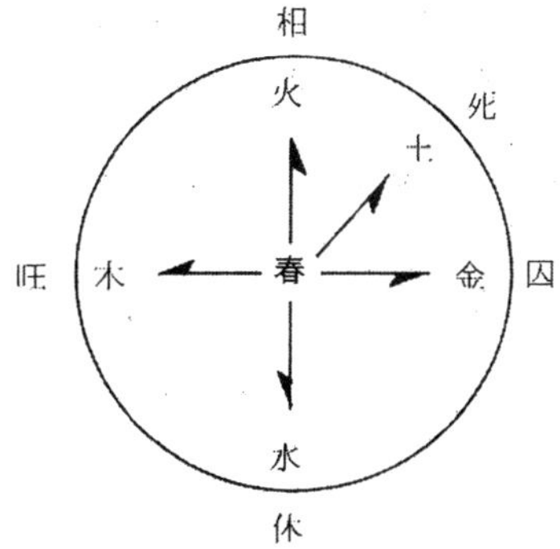

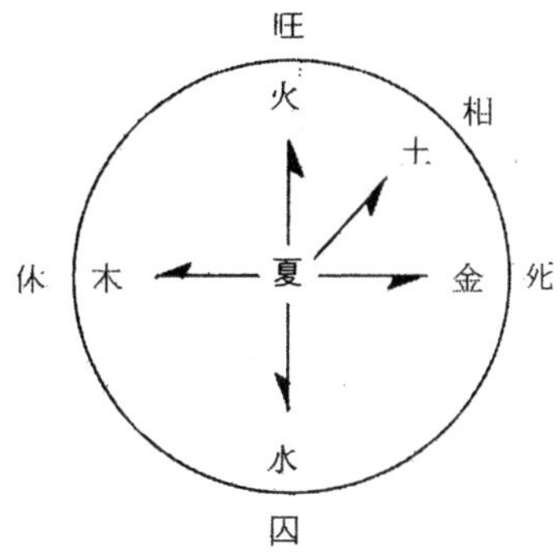

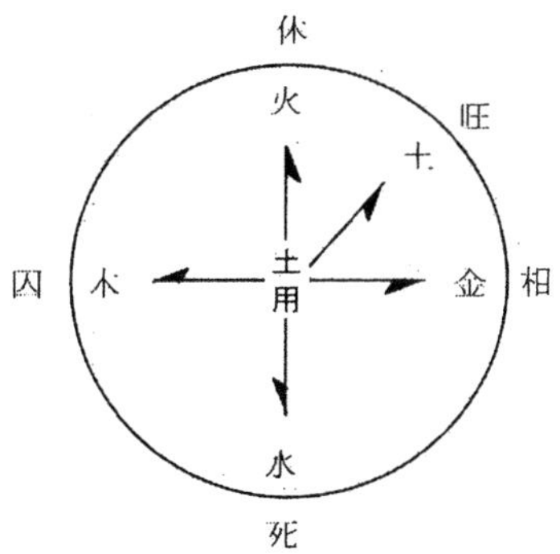

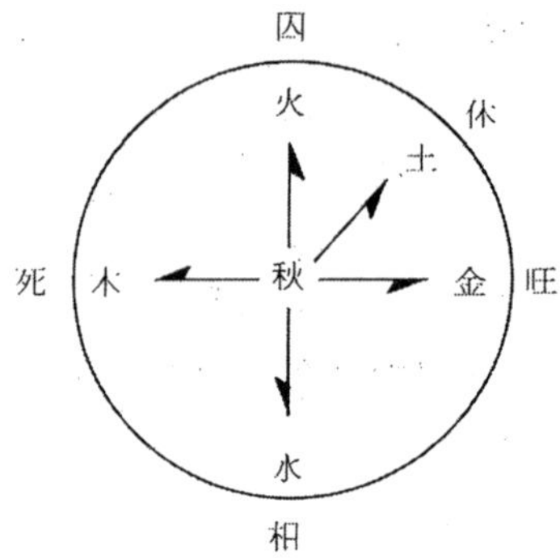

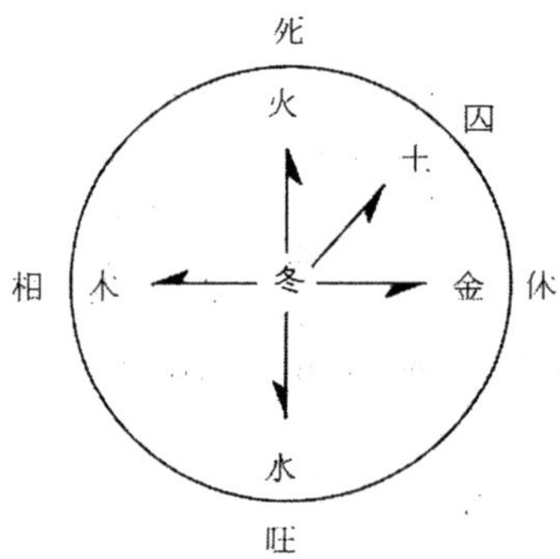

<五臟을 중심으로 한 旺相死囚休>

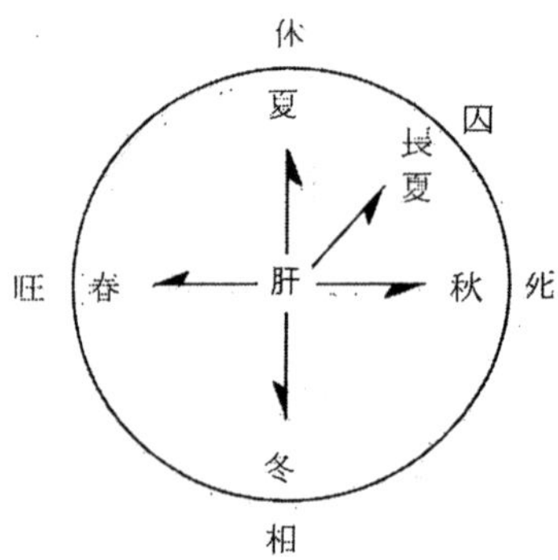

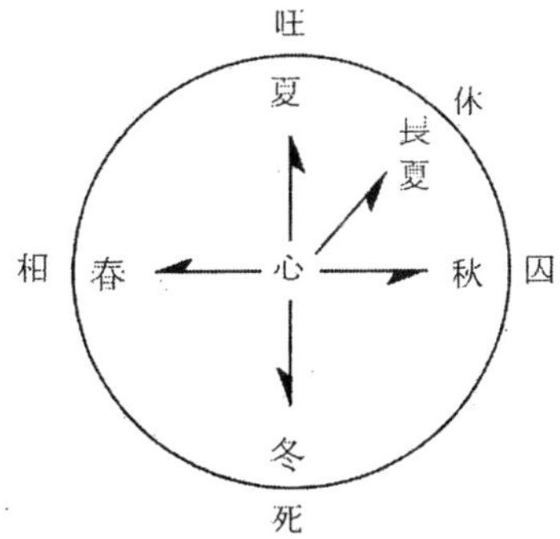
旺
夏
休
長夏
相
春
心
秋
囚
冬
死

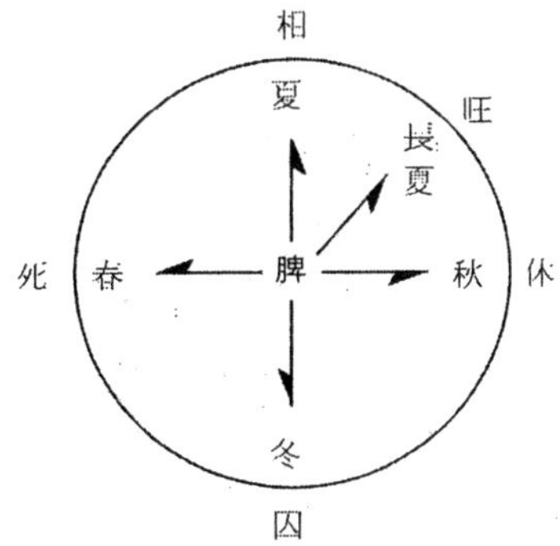
相
夏
旺
長夏
死
春
脾
秋
休
冬
囚

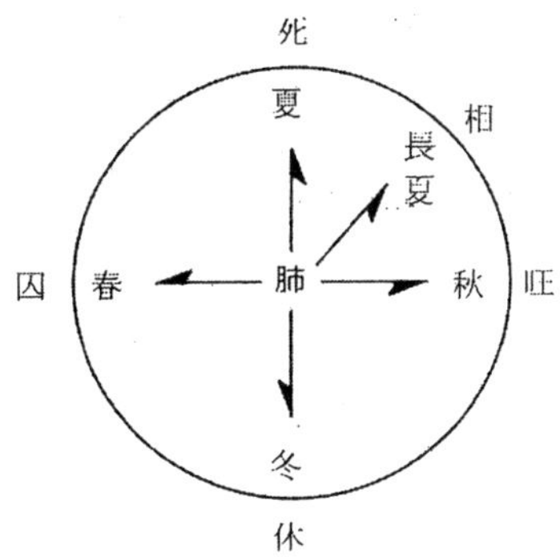
死
夏
相
長夏
囚
春
肺
秋
旺
冬
休

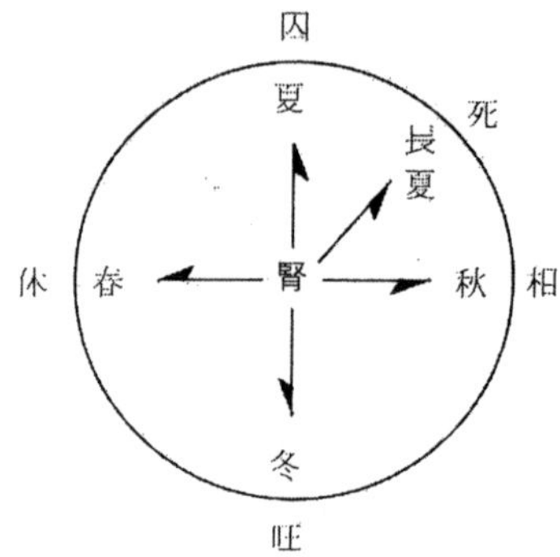

6. 하루에 있어서 旺相死囚休

1년에도 五氣가 있고 하루에도 五氣가 있다. 이 오행의 서로 얽혀 있는 순환을 그림으로 나타내면 다음과 같다.

<하루를 중심으로 한 旺相死囚休>

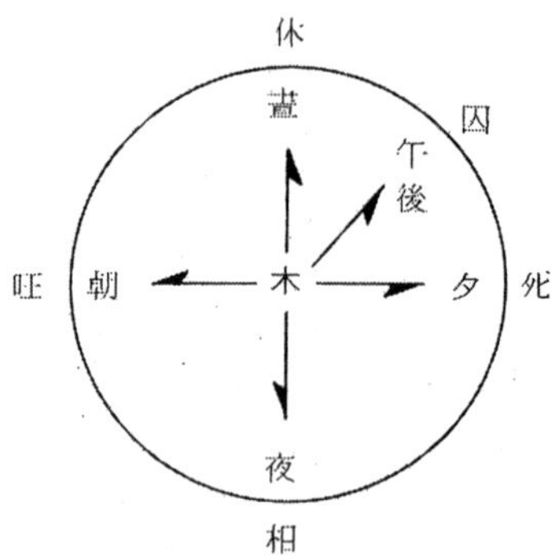

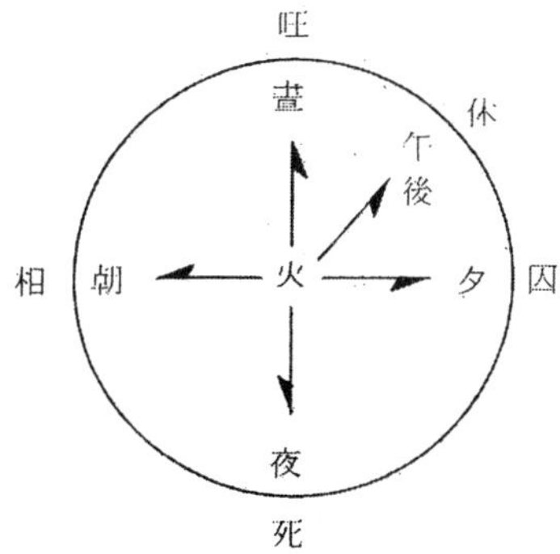
旺
晝
休
午後
相
朝
火
夕
囚
夜
死

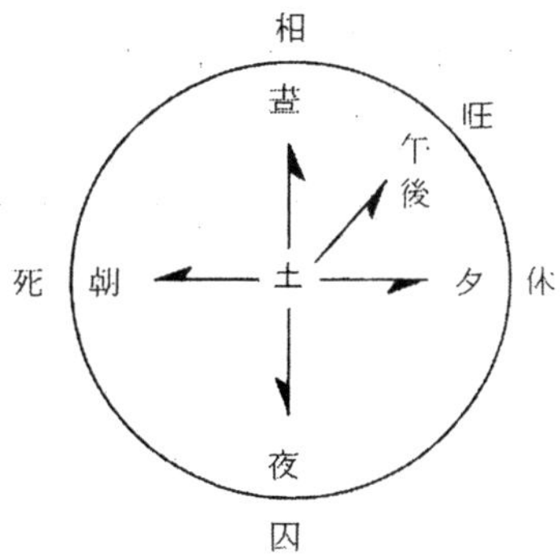
相
晝
旺
午後
死
朝
土
夕
休
夜
囚

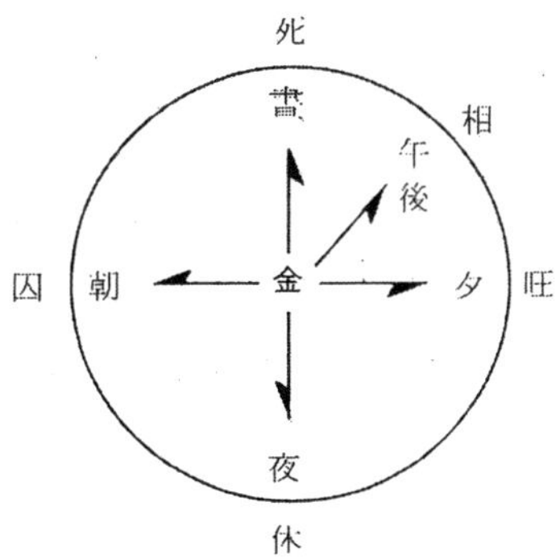
死
晝
相
午後
囚
朝
金
夕
旺
夜
休

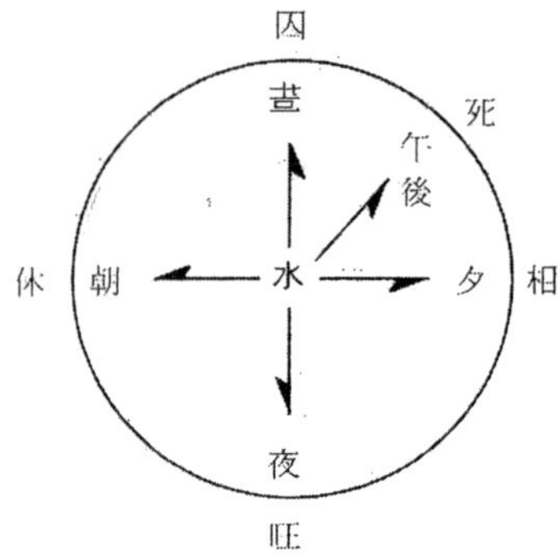

<하루의 旺相>

	木	火	土	金	水
아침	旺	相	死	囚	休
낮	休	旺	相	死	囚
오후	囚	休	旺	相	死
저녁	死	囚	休	旺	相
밤	相	死	囚	休	旺

7. 五期에 있어서 五臟의 旺相死囚休

지구의 공전에 의해서 발생하는 五季와 자전에 의해서 생기는 하루의 五時(아침·낮·오후·저녁·밤)와는 각각 서로 통하는 대기작용이 있다. 봄과 아침, 여름과 낮, 長夏와 오후, 가을과 저녁, 겨울과 밤의 대기 활동은 동일하게 된다.

이 五期에 있어서 오장의 旺相死囚休를 정리하면 다음과 같이 된다.

<五期에 있어서의 旺相死囚休>

봄·아침					여름·낮					토용·오후					가을·저녁					겨울·밤				
간·왕	심·상	비·사	폐·수	신·휴	심·왕	비·상	폐·사	신·수	간·휴	비·왕	폐·상	신·사	간·수	심·휴	폐·왕	신·상	간·사	심·수	비·휴	신·왕	간·상	심·사	비·수	폐·휴

<五臟배당표>

	旺	相	死	囚	休
봄·아침	간	심	비	폐	신
여름·낮	심	비	폐	신	간
장하·오후	비	폐	신	간	심
가을·저녁	폐	신	간	심	비
겨울·밤	신	간	심	비	폐

<五氣배당표>

	旺	相	死	囚	休
봄·아침	목	화	토	금	수
여름·낮	화	토	금	수	목
장하·오후	토	금	수	목	화
가을·저녁	금	수	목	화	토
겨울·밤	수	목	화	토	금

8. 旺相死囚休의 구체적인 예

旺相死囚休에 관해서 좀더 구체적으로 설명을 덧붙여 보자.

겨울의 子時는 1년에 있어서도, 또한 24시간에 있어서도 水旺의 시기이다. 이때는 水氣가 왕성해서 한랭한 기운이 혹독하고 피부가 수축되며 맥도 가라앉아 비활동상태에 있다. 육체적으로는 鋭氣를 안으로 내연시켜서 腎氣를 중심으로 몸 전체를 가꾸고 내연력을 키워 나가는 때이며, 아울러 腎氣 활동이 주가 되고 있다. 그리고 이 腎의 존재형태에 따라 다른 장기도 영향을 받는다.

≪예 1≫

腎力을 가장 필요로 하는 子의 시각에 腎力을 방해하는 야식, 심야 텔레비전 시청, 밤을 새워 화투 등을 했을 경우 腎力은 감퇴하고 腎의 자식인 간, 腎의 어머니인 폐, 腎의 부인인 心, 腎의 남편인 脾에 영향을 미쳐 체력을 저하시키는 요인이 된다.

이런 생활이 계속되면 腎이 극도로 약해지고 간 기능에 그 기쁨을 베풀 수가 없게 되므로 간 기능이 담당하는 근육의 기능까지 저하하여 움직임이 둔해진다.

나아가서 선천·후천적으로 폐가 약해지면 늘 감기 걸린 상태가 된다. 이 생활을 계속 되풀이하면 더욱 腎·肺가 약해지고, 편도선·천식 등의 증상이 나타나며 나아가서 선천·후천적으로 腎이 약해지면 腎炎이 된다.

≪예 2≫

腎에 장애를 주는 듯한 생활을 할 경우, 또는 腎이 지나치면 心을 극제하여 무리를 가하게 하는데, 만약 선천·후천적으로 心이 약한 상태에서 지나치게 극제를 당하면 虛證이면 심장마비, 實證유형이면 뇌출혈이 된다.

≪예 3≫

腎에 장애를 주지 않는 생활을 한다는 것은 어머니격인 폐에 부담을 주지 않고, 아들인 간에게 힘을 충분히 전달하며, 부인인 심장에게 무리한 일을 강요하지 않고, 남편인 비장의 일에도 쉽게 도움을 줄 수 있다는 의미이다.

9. 旺相剋傷의 원리

≪冬·夜≫

- 몸을 차게 하면 腎은 저절로 자기 몸을 해치게 되고, 봄·아침 시간에 병든다(차게 자는 것, 냉음료, 목욕 후의 냉기).
- 腎을 지나치게 사용하면 心을 상하게 한다(야식, 심야 텔레비전 시청, 철야화투, 섹스 과도).
- 선천·후천적으로 간이 약한데, 腎을 지나치게 사용하면 肝系를 상하게 한다.
- 선천·후천적으로 폐가 약한데, 腎을 지나치게 사용하면 肺系를 상하게 한다.
- 선천·후천적으로 脾가 약한데, 腎을 지나치게 사용하면 脾系를 상하게 한다.
- 선천·후천적으로 心이 약한데, 腎을 지나치게 사용하면 心系를 심하게 상하게 한다.
- 선천·후천적으로 腎이 약한데, 腎을 지나치게 사용하면 腎系 그 자체를 상하게 하여 신장까지 침범한다.

≪春·朝≫

- 간을 무기력하게 하면 간은 저절로 자기 몸을 해치게 되고, 여름·낮시간에 병든다(늦잠·운동부족·섹스 과도).
- 간을 지나치게 사용하면 脾를 상하게 한다(과중한 운동, 과식, 지나친 매운맛·단맛·짠맛).
- 선천·후천적으로 간이 약한데, 간을 지나치게 사용하면 肝系를 상하게 하여 간장까지 범한다.
- 선천·후천적으로 心이 약한데, 간을 지나치게 사용하면 心系를 손상시킨다.
- 선천·후천적으로 脾가 약한데, 간을 지나치게 사용하면 脾系

를 손상시킨다.

- 선천·후천적으로 肺가 약한데, 간을 지나치게 사용하면 肺系를 상하게 한다.
- 선천·후천적으로 腎이 약한데, 간을 지나치게 사용하면 腎系를 상하게 한다.

≪夏·晝≫

- 心을 무기력하게 하면 心은 저절로 자기 몸을 해치게 되고, 가을·저녁시간에 병든다(운동부족, 태만, 섹스불능, 不食).
- 心을 지나치게 사용하면 폐를 상하게 한다(지나친 운동, 과식, 지나친 매운맛·짠맛·단맛).
- 선천·후천적으로 心이 약한데, 心을 지나치게 사용하면 心系를 상하게 하고 심장병이 된다.
- 선천·후천적으로 脾가 약한데, 心을 지나치게 사용하면 脾系를 상하게 한다(위하수, 위염, 위장병).
- 선천·후천적으로 肺가 약한데, 心을 지나치게 사용하면 肺系를 상하게 한다.
- 선천·후천적으로 腎이 약한데, 心을 지나치게 사용하면 腎系를 상하게 한다.
- 선천·후천적으로 肝이 약한데, 心을 지나치게 사용하면 肝系를 상하게 한다.

≪秋·夕≫

- 폐를 무기력하게 하면 폐는 저절로 자기 몸을 해치게 되고, 겨울·밤시간에 병든다(냉증, 운동부족, 지나친 쓴맛·신맛·단맛).
- 폐를 지나치게 사용하면 간을 상하게 한다(지나친 운동, 지나친 식욕, 지나친 매운맛·짠맛, 지나친 찬 음료).
- 선천·후천적으로 폐가 약한데, 폐를 지나치게 사용하면 肺系

를 상하게 하고 폐장을 침범한다.

- 선천 · 후천적으로 腎이 약한데, 폐를 지나치게 사용하면 腎系를 상하게 한다.
- 선천 · 후천적으로 肝이 약한데, 폐를 지나치게 사용하면 肝系를 상하게 한다.
- 선천 · 후천적으로 心이 약한데, 폐를 지나치게 사용하면 心系를 상하게 한다.
- 선천 · 후천적으로 脾가 약한데, 폐를 지나치게 사용하면 脾系를 상하게 한다.

제 6 장　臟腑의 旺相作用

1. 干合과 五臟 · 五腑와의 관계

干合이라는 것은 오행의 음양을 부호로 바꾼 甲 · 乙 · 丙 · 丁 · 戊 · 己 · 庚 · 辛 · 壬 · 癸의 十干과 합한 天理이다. 이것을 오장 · 오부의 길항작용에 응용해 보면 다음과 같이 된다.

≪十干과 臟腑배당≫

十干	五行	臟腑
甲(목의 양)	木	陽--膽
乙(목의 음)		陰--肝
丙(화의 양)	火	陽--小腸
丁(화의 음)		陰--心
戊(토의 양)	土	陽--胃(小腸)
己(토의 음)		陰--脾(膵)
庚(금의 양)	金	陽--大腸
辛(금의 음)		陰--肺
壬(수의 양)	水	陽--膀胱
癸(수의 음)		陰--腎

≪十干과 五期의 배당≫

甲乙---春・朝(木)

丙丁---夏・晝(火)

戊己---長夏・午後(土)

庚辛---秋・夕(金)

壬癸----冬・夜(水)

十干 중에 陰干은 五臟을 나타내고 陽干은 五腑를 나타낸다. 陰干과 陽干은 형과 누이동생관계이고 같은 계통의 활동을 하고 있다.

이 밖에 부부와 같은 길항작용을 하는 것이 干合관계이다.

<十干과 五期와의 관계>

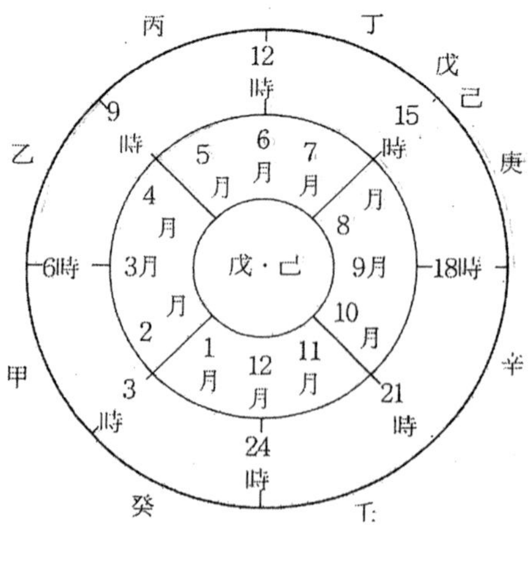

≪干合관계≫

甲(膽)----己(脾·膵) 甲己干合

乙(肝)----庚(大腸) 乙庚干合

丙(小腸)--辛(肺) 丙辛干合

丁(心)----壬(膀胱) 丁壬干合

戊(胃)----癸(腎) 戊癸干合

위의 干合臟腑는 서로 부부처럼 협력하면서 인체생리를 영위해 나가고 있다.

〈강의〉 干支와 干合

▶ 「干支」의 의미

干合에 들어가기 전에 干支에 관해서 먼저 설명해 둡시다. 干은 「幹」, 支는 「枝」를 말하므로, 干支는 근본과 말초라고 하는 것입니다. 干은 天干이라고 해서 天의 활동을 보여 주고 그것이 열 개 있기 때문에 十干이라고 합니다.

支는 地支라고 해서 지상의 활동을 나타내고 있고 그것이 열두 개 있기 때문에 十二支입니다. 이 天干과 地支를 짝으로 한 것을 干支라고 말합니다.

十干은 甲·乙·丙·丁·戊·己·庚·辛·壬·癸이고, 이것을 옛날에는 숫자로서도 사용했습니다. 즉, 숫자부호의 효시입니다. 옛날의 성적표는 甲, 乙, 丙, 丁식이었는데, 이것은 숫자의 1, 2, 3, 4와 같습니다.

그럼 十干의 성립과정을 설명해 봅시다. 먼저 오행의 음과 양을 부호로 바꾸어 사용할 때 陽을 兄으로, 陰은 妹로 하였습니다. 그렇기 때문에 甲은 木의 兄, 乙은 木의 妹, 丙은 火의 兄, 丁은 火의

妹처럼 됩니다.

▶ 十干의 성질

다음으로 十干이 가지는 성질을 간단하게 설명하겠습니다.

- 甲이라는 것은 「외피를 뒤집어쓴 나무의 싹」이라는 의미입니다. 만물이 외피를 가르고 나오는 모습을 말하는데 즉, 투구와 같은 단단한 껍질을 하고 있었던 싹이 바야흐로 움트려고 하는 신장의 기세를 말합니다. 木 그 자체의 물질만을 가리키고 있는 것은 아닙니다.
- 乙은 「雙葉」을 나타낸 것입니다. 이것은 乙의 모습입니다.
- 丙은 「왕성함」이라는 의미이고 태양의 상징입니다. 陽氣가 점점 왕성하게 나타나고 만물이 분명하게 밝아 오는 모습을 말합니다.
- 丁은 역시 「陽氣가 활발해지는 것」입니다만, 火性이라도 陰에 속하고 陽 중에서 부드럽고 중용을 가지고 있습니다.
- 戊는 「초목이 무성하다」라는 의미이고 무성히 우거진 모습을 나타내고 있습니다. 본래는 중앙에 있는 陽을 말합니다.
- 己는 「결실」을 나타냅니다. 초목이 많으며 무성한 시점에서의 출발점이고 「여기에서 변화한다」라는 의미를 나타냅니다.
- 庚・辛은 모두 「변한다」라는 의미입니다. 辛은 만물이 새롭게 시작되어 바뀐다는 의미입니다.
- 壬은 당연히 「잉태한다」라는 것입니다.
- 癸는 「상의하다・헤아리다・계획하다・여러모로 생각한다」는 의미입니다. 陽氣가 왕성해지는 시기를 기다리면서 땅속에서 성장하여 커 나갈 준비를 하고 안으로 내실을 기하고 있습니다.

이상의 十干은 天氣의 활동을 나타내고 있습니다만, 여기에서는 地上의 象形으로 알기 쉽게 설명한 것입니다.

▶ 十干·十二支를 배우는 이유

인간은 얼굴·모양·개성이 전부 다르고 능력에도 차이가 있습니다. 왜 이러한 차이가 있는 것일까요.

그것은 힘이 다르기 때문입니다. 순위가 다를 뿐만 아니라 용적의 크기와 질이 다르기 때문입니다. 질에는 木系유형의 사람, 火系유형의 사람, 土系유형의 사람, 金系유형의 사람, 水系유형의 사람으로 나타납니다. 즉, 다섯 가지 구성요소의 활동 균형이 모두 다르기 때문에 개인차가 생기게 되는 것입니다. 다섯 가지 기능이 있다는 것은 누구에게나 같습니다만, 그 활동의 균형이 사람마다 전부 다른 것입니다.

그렇기 때문에 치료에 임하는 경우에도 「만인은 모두 다르다」는 것을 염두에 두고서 개개인의 체질에 맞는 치료를 하여야 하고, 相生 치료를 하는 것이 무엇보다 중요합니다.

相生 치료를 하기 위해서는 그 사람의 개성과 체질·능력을 꿰뚫어볼 수 없으면 안 됩니다. 그러기 위해서는 그것을 만들고 있는 자연의 역할을 알아야 되는 것입니다. 十干·十二支의 부호로 나타내고 있는 자연의 모습을 아는 것은 그런 의미에서 중요합니다. 자연의 활동 원리를 아는 것이 동양철학입니다. 그리고 이 동양철학의 성립구조는 천문학입니다.

천문학이라는 것은 아침이 오면 낮이 오고, 이어서 저녁때가 되고 밤이 온다고 하는 것과 밀접한 관계가 있습니다. 별만을 바라보고 있는 것이 아닙니다. 자연학입니다. 춘하추동의 변화—이것도 천문학입니다. 미지의 것을 공부해도, 주변의 일을 공부해도 결국 진리는 같다는 것이지요.

▶ 臟은 陰, 腑는 陽

여기에서 본래의 이야기로 되돌아갑시다.

甲·乙·丙·丁은 — 옛사람은 「天氣」라고 설명했습니다만, 그것을 오장에 꿰맞추면 陰 쪽에는 臟, 陽에는 腑가 됩니다.

「臟」이라는 글자의 「月(肉)」은 육체를 말합니다. 그 月을 떼어내면 藏이 되는데, 이 藏에는 「안에 넣어 간수하다, 수납하다」라는 뜻이 있습니다. 안에 넣는 활동을 음양으로 구분하면 음방향순환에 해당합니다. 그러므로 臟은 음의 활동입니다. 장기는 營養·養氣를 만들어서 그것을 잘 간수하여 몸에 배분하는 것입니다.

腑라는 글자는 月을 떼면 府가 되는데, 이 府는 「중심부·중심가」라는 의미가 있습니다. 중심적인 활동을 하고 있는 부분이란 뜻입니다. 몸 안의 중심적인 활동, 즉 생성하는 작용이므로 이것은 양방향순환입니다. 양육하는 氣를 만들어 내고 그것을 臟 쪽으로 잘 보관해 두는 기능을 하고 있습니다.

木의 臟이 肝이라는 것은 앞의 설명에서 알 수 있었을 것이라고 생각합니다만, 木의 腑는 膽입니다. 그리고 火性에서 陰은 心이고, 陽은 小腸입니다. 이들은 兄妹관계입니다. 그렇기 때문에 心과 小腸은 둘이 하나가 되어 활동하고 있습니다. 예를 들면 소장이 나쁜 사람은 심장이 나쁘고, 심장이 나쁜 사람은 소장이 약해져 있습니다.

肺와 大腸, 膀胱과 腎臟, 脾와 胃의 관계도 마찬가지로 兄妹관계입니다.

▶ 干合의 사고방식

그럼 지금부터는 干合의 사고방식에 대해서 말씀드리겠습니다. 먼저 甲己干合을 예로 들겠습니다.

사고방식의 기본으로서는 「臟과 腑가 길항협력하고 있다」라고 하는 것입니다. 먼저 甲과 己는 木과 土입니다. 이것은 相剋관계입니다만, 이 경우는 부부길항이라고 봅니다. 서로 질이 다른 사람끼리 협력하고 있다는 것이지요. 인간관계로 말하면 서로 다른 생각을 가지면서도 서로 이해할 수 있는 사이인데, 이것이 길항협력관계라는 것입니다.

天干이라는 것은 天의 활동입니다만, 인간에 있어서는 얼굴·머리에 해당합니다. 그러므로 주로 정신적인 활동의 길항협력관계를 나타냅니다.

干合에는 甲己干合 이외에 乙庚干合, 丙辛干合, 丁壬干合, 戊癸干合이 있습니다. 이것에 臟腑를 적용시켜 가면 甲은 膽, 乙은 肝, 丙은 小腸, 丁은 心, 戊는 胃, 己는 脾·膵, 庚은 大腸, 辛은 肺, 壬은 膀胱, 癸는 腎이 됩니다.

이것을 더 전개해 가면 甲己干合은 膽과 脾가 서로 길항협력하고, 乙庚干合은 肝과 大腸이, 丙辛干合에서는 소장과 폐가, 丁壬干合에서는 心과 膀胱이, 戊癸干合에서는 胃와 腎이 각각 길항협력하고 있습니다.

2. 臟腑의 拮抗旺相作用

五臟과 五腑는 兄妹관계의 협력작용을 하면서 한편에서는 부부길항작용을 하고 있다. 이것이 五季와 24시간의 변화에 의해서 더욱더 旺相하고 있다.

▶ 하루에 있어서 旺相

하루에 있어서 臟腑가 활발하게 움직이는 시기를 나타내면 다음 그림과 같이 된다.

<하루에 있어서 臟腑의 왕성활동시기>

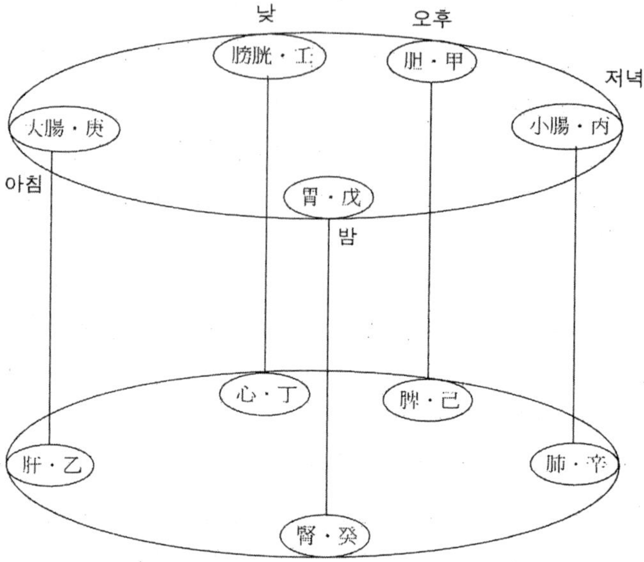

아침은 산소성의 대기이기 때문에 폐호흡은 별로 필요로 하지 않는다. 아침은 근육운동이 활발해지고 전신의 피부가 열려서 피부호흡이 활발해지기 때문에 폐호흡은 저녁 때에 비해서 활동하지 않아도 된다. 그래서 폐의 형님격인 대장이 부인인 간장과 함께 길항하여 여동생을 대신하여 활동에 임하고 있다.

그리고 대장은 이 시간에 왕성하게 활동하여 배변작용을 하는 것과 동시에 소장의 열기로 수분을 기화시키고 몸 안에 動氣로서 내보낸다.

간장은 아침의 寅 시각(오전 4시)부터 활발하게 움직이기 시작하고, 아울러 운동근이 원활하게 활동할 수 있도록 動氣를 만들어 심장이 편안하게 작용하도록 한다.

이들 간장·대장 즉, 乙庚干合의 부부길항에 의해서 인간은 아침과 봄의 木期에 왕성하게 활동할 수 있게 된다.

낮에 왕성하게 활동하는 臟腑는 방광과 심장이다. 심장은 잠자고 있을 때는 심장기능을 쉬게 할 수 있지만, 섰다 앉았다 하는 운동상태에서는 활발하게 작용하지 않으면 안 된다. 밤에는 쉬고 있지만, 아침이 되면 휴식상태에서 활동하는 시기로 들어간다. 그런데 휴식을 취한 직후에는 바로 100%의 기능을 할 수 없다. 그래서 간장의 컨트롤에 의한 근운동으로 동정맥의 순환을 쉽게 하여 심장작용의 始動期를 돕고 있다. 이와 같이 아침에 일어나는 肝동력의 협조와 그 기세를 타서 낮에는 심장이 왕성하게 활동한다. 아침에 혈액순환이 낮보다 나쁜 것은 아직 심장이 왕성하게 작용하지 않기 때문이다. 한편, 방광은 심장과 부부길항하여 수분조절과 기화작용을 하면서 주된 기능을 담당하고 있다.

오후에는 脾・胃와 담낭이 부부길항협력을 하면서 심장의 여분의 힘을 빌려 소화를 왕성하게 하고 있다.

저녁때는 질소성의 대기이다. 이 때문에 아침보다 호흡작용이 크게 되고 폐 활동을 왕성하게 하지 않으면 안 된다. 낮에 먹은 음식물은 소장으로 가고, 소장은 연동운동을 한다. 아울러 폐장운동의 陰壓은 복강陰壓을 일으키고, 또 폐 기능이 왕성해져 복강陰壓과 연쇄하여 소화흡수의 연동작용을 쉽게 만들고 있다. 그러므로 이 시기에는 폐와 소장에 의한 부부길항작용이 나타나는 것이다.

밤 동안에 심장은 휴식을 취하는데, 그 대행으로서 형이면서 부심장격인 소장이 활동하면서 밤의 심장이라고 말하는 腎의 수분대사를 돕고 서로 길항협력하고 있다.

▶ 1년에 있어서 旺相

하루에 五氣의 변화가 있는 것처럼 1년에도 五季의 변화가 있는데, 이 五臟・五腑의 왕성하게 활동하는 시기는 다음과 같이 다르다.

春----대장・간장이 활발하게 움직인다.

夏----방광・심장이 활발하게 움직인다.

長夏----담낭·위·비장·췌장이 활발하게 움직인다.
秋-----소장·폐가 활발하게 움직인다.
冬----소장·신장이 활발하게 움직인다.

〈강의〉 다섯 개의 干合과 臟腑의 작용

여기에서 좀더 나아가 다섯 종류의 干合에 관한 臟腑의 길항협력작용을 설명하겠습니다.

▶ 乙庚干合

먼저 乙庚干合입니다만, 간장과 대장은 왜 아침에 길항협력하고 있는 것일까요.

아침에는 木旺의 氣가 활동하고 있습니다. 木은 가열·상승온입니다만, 이 상승온은 한편에서는 金氣의 냉각작용에 의해서 제어를 받고 있습니다. 陽만 활동하고 있는 것이 아니고, 보이지 않는 곳에서 陰이 협력하고 있는 것이지요.

아침에는 양기가 활동하는 때입니다만 음기도 활동하고 있습니다. 즉, 간장이 활동하고 있을 때에는 그 한편에서 반드시 대장이 길항하여 작용합니다. 陽動일 때에는 안에서 밖으로 발산작용이 있습니다. 예로서는 아참의 배변이 그렇습니다. 아침의 배변작용이 약한 것은 金氣가 약하기 때문이고 肺系가 약하기 때문입니다.

호흡에는 폐호흡과 피부호흡이 있습니다. 폐가 陰이고 피부는 陽입니다. 「대장의 잎은 피부다」라고 말할 정도로 피부는 대장과 상관하고 있습니다. 따라서 아침에는 피부호흡이 활발해집니다. 우리가 흔히 마른 수건마찰을 하는데, 이것은 바로 피부호흡이 잘 되게 하기 위한 방법으로써 아침에 하는 것이 좋습니다. 이와 같이 아침에는 간장과 대장이 서로 길항협력하고 있습니다.

▶ 丁壬干合

다음으로 丁壬干合입니다만, 이것은 낮에는 심장이 왕성하게 활동하고 이에 대응하여 방광도 활동합니다.

방광은 보통 밤에는 그다지 활동하지 않습니다. 한밤중에는 화장실에 가지 않는 것이 건강한 몸이고, 밤중에 배뇨를 느끼는 것은 心腎에 힘이 없기 때문입니다.

▶ 甲己干合

甲己干合에서 비장은 몸 전체의 통합을 주도합니다. 여기에서는 좁은 의미의 혈액조절을 하고 있는 소화성 비장을 가리키고 있습니다. 胃의 활동을 포함한 비장이라는 것입니다. 이 비장에 膽이 길항합니다. 비장은 소화성의 활동이기 때문에 담즙을 필요로 합니다. 비장은 아침에는 그다지 활동하지 않기 때문에 아침 식사는 적게 하는 편이 좋습니다. 비장이 왕성해지는 정오가 지나서 식사를 하는 것이 가장 바람직한 식사시간대입니다.

▶ 丙辛干合

丙辛干合에서는 저녁 무렵부터 폐장・소장이 길항하여 활동하면서 심장의 활동을 돕고 있습니다. 소장의 활동은 음방향순환에서 이루어지고 부심장이라고도 말합니다. 소장이 왕성하게 활동하면 횡격막도 움직이기 쉽게 되고 결과적으로 심장의 활동을 돕는 것이 됩니다.

저녁부터 밤에는 폐와 소장이 심장을 대신하여 활동하는데, 이 사이에 심장은 휴식을 취하고 있습니다.

▶ 戊癸干合

戊癸干合의 경우, 戊는 췌장과 소장의 내소화성을 가리키고, 癸는 腎의 활동인 체액정비를 시작으로 한 모든 체액대사를 가리키고 있습니다.

밤에는 낮 동안 먹었던 음식물이 완전히 소장에 이르게 되고 췌장과 함께 대연동운동을 일으켜서 생리작용을 하면서, 부인의 역할을 하고 있는 腎과 함께 다음날의 활동에 필요한 준비를 하고 있습니다.

▶ 臟腑의 五期旺相

이상을 정리하면 春(朝)·夏(晝)·長夏(午後)·秋(夕)·冬(夜)의 五期에서 五臟·五腑의 旺相을 그림으로 나타내면 아래와 같이 됩니다.

<四季와 24시와 五臟의 성쇠>

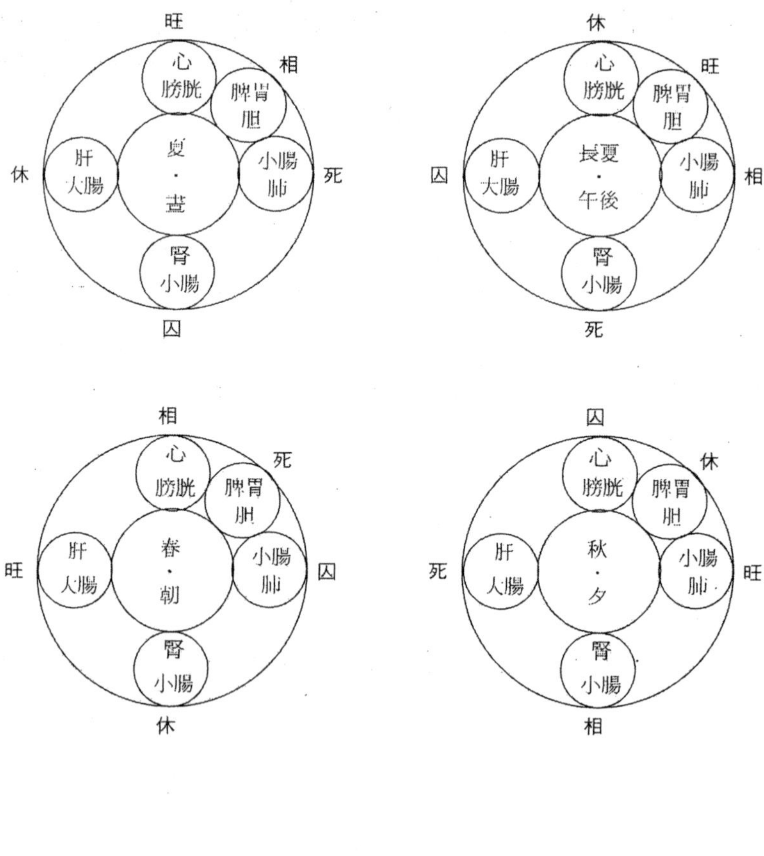

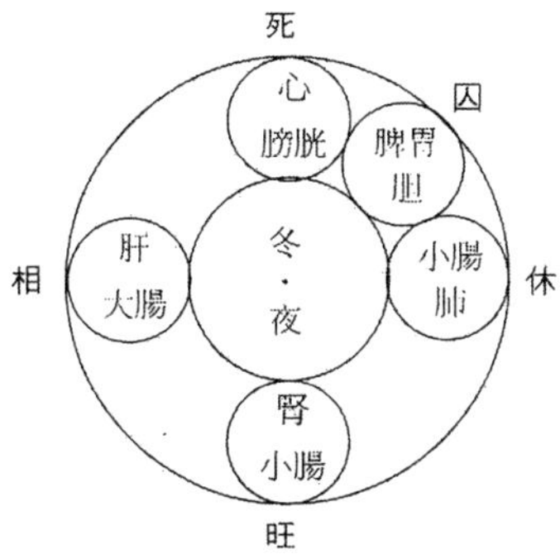
死
心
膀胱
囚
脾胃
胆
肝
大腸
相
冬
·
夜
小腸
肺
休
腎
小腸
旺

<장부의 五期旺相>

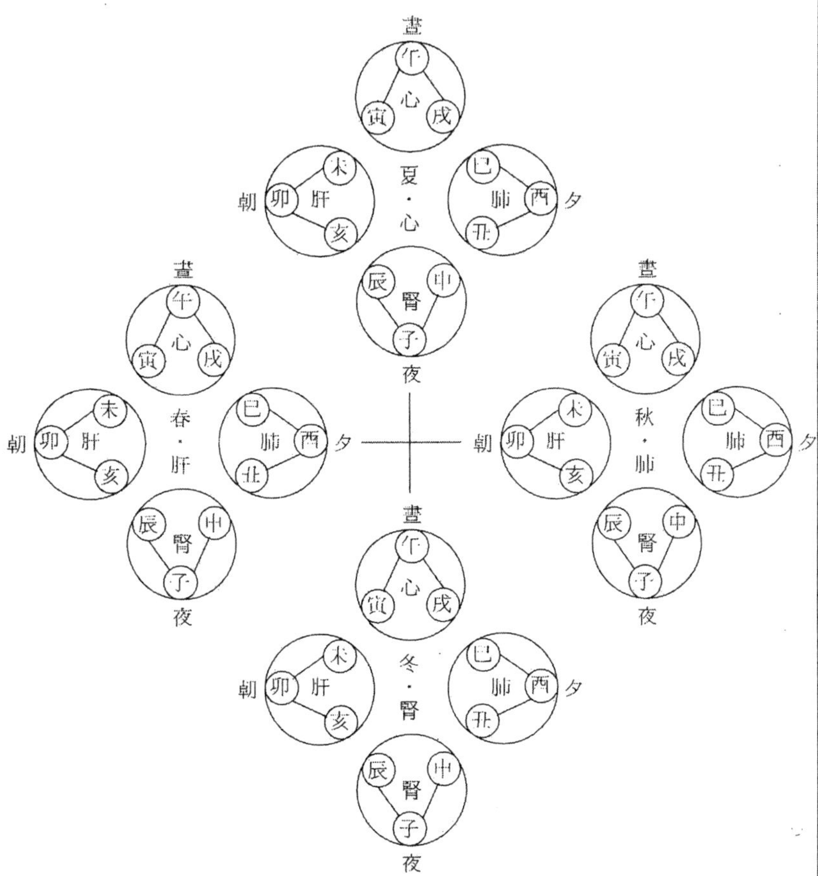
晝
午
心
寅
戌
未
朝
卯
肝
亥
夏
·
心
巳
肺
酉
夕
丑
辰
申
腎
子
夜
春
·
肝
秋
·
肺
冬
·
腎

편집위원후기

「素問과 難經 등의 고전을 읽기 위해서는 읽는 사람들이 그 이상의 깊이 있는 식견이 필요하다. 그렇지 않으면 고전의 진의를 이해할 수 없을 것이다」라고 고바야시 선생님은 항상 우리들에게 말씀하셨다. 예를 들면 오행의 色體表에 나열되어 있는 결론 등은 많은 고전에 단순히 서술되어 있어서 「왜 이렇게 될까」라는 설명이 거의 나오지 않기 때문이다.

이와 같은 것은 그 당시의 사람들에게 있어서는 당연한 상식이었는지 모르지만 현대를 사는 우리들은 전혀 실마리조차 파악할 수 없는 경우가 많다.

선생님은 이 저서에서 많은 고전에 쓰여 있는 우주와 인체의 생성의 원리에 관해서 기초의 기초부터 명확하게 설명하신다.

이와 같은 일은 素問을 포함하여 모든 중국 고전의 기초원리가 되고 있는 『易經』에 대한 깊은 이해가 없고서는 불가능하다. 선생님은 이미 20년 이상에 걸쳐서 『易經』을 연구하고 계셨고, 그 원리를 자연과 인체, 그리고 인간관계의 여러 면에 걸쳐 수많은 경험을 쌓아오셨다.

현재, 命·相·卜·仙·醫의 모든 것에 통달하여 재조명하는 작업에 종사하고 있는 사람은 선생님이 유일하지 않을까 한다.

이번에 우리들의 이 작업이 이와 같은 선생님의 일에 조그마한 도움이라도 될 수 있다면 우리들은 대단한 영광이라고 생각하고 있다. 우리들은 주로 선생님의 강의테이프를 듣고 정리·편집을 담당했지만, 강의라는 것은 강의 나름대로의 독특한 맛이 있어, 본문의 내용을 한층 폭넓게 깊이 이해시켜 준다고 생각한다.

단지, 정리하는 면에서 우리들의 부족한 점으로는 의미를 잘 전달

할 수 없는 부분과 지루하게 되어 버린 부분이 있지 않을까 염려된다. 이들에 관해서는 너그럽게 보아 주시기를 바란다.

그리고 지금부터 선생님의 저서는 차례차례로 준비되고 발간될 예정이다. 그것들은 이번 저서가 토대가 되어 위로 하나하나 쌓아 올려져 동양의학의 중요한 체계가 될 것이다.

고바야시 선생님에게는 건강에 유의하시면서 하시고자 하는 일들이 하루라도 빨리 완성되기를 진심으로 바랄 뿐이다.

1979년 한여름

岡部　紀了
後藤　惠康
海老原 讓治
福田 惠美了

지은이 소개

고바야시 산고(小林三剛)

1931년 태생. 본명은 敏夫. 나가노(長野)縣 출신. 동양침구전문학교 졸업.
加藤大岳師에게 易經을 배우고, 도쿄(東京)易占학교를 창설하여 운명학 전반을 지도·양성.
이어서 동양의학에 대한 연구를 계속하면서동양의학 원론연구회 회장을 역임.
또한 치바(千葉)시에서 간토(관동)침구전문학교를 경영하면서 침구사 양성에 힘씀.
미국 캘리포니아주 골든 스테이트대학 철학박사.
저서: 『현대 역점술』 전3권(自然社), 『점 백과』(日東書院), 『운·불운·개운』(講談社),
『家相學입문』(永岡書店), 『병을 치료하는 비법 100』(나쓰메사). 이외에 40여 권이 있음.

옮긴이 소개

조기호(曺基湖) 경희대학교 한의학과 졸업
경희의료원 한방병원 수련의과정 수료
경희대학교 대학원 한의학 석사, 박사학위 취득
일본 토야마(富山)의약과대학 의학부 화한진료학 교실
객원연구원(한국학술진흥재단 교수 해외파견)
현재 경희의료원 한방병원 연구부장
경희의료원 한방병원 2내과학교실 과장
경희대학교 교수
저서: 『한방처방의 동서의학적 해석방법론』, 『동의심계내과학』(공저),
『동서의학진료 가이드북』
역서: 『서양의학자의 한방진료학』(공역), 『한방진료의 레슨』(공역),
『우주와 인체의 생성원리』(공역), 『간장·심장』(공역), 『비장·폐장·신장』(공역)

김형규(金亨奎) 경희대학교 한의학과 졸업
경희대학교 대학원 석사, 박사학위 취득
대한한방내과학회 이사 역임
현재 형상의학회 지도교수
世奉한의원(부산) 원장
역서: 『우주와 인체의 생성원리』(공역), 『간장·심장』(공역), 『비장·폐장·신장』(공역)

곽 영(郭 煐) 경희대학교 한의학과 졸업
경희대학교 대학원 석사, 박사학위 취득
대한 한방 내과학회 부회장 역임
대한 중풍학회 감사 역임
현재 仁壽한의원(의왕시) 원장
역서: 『우주와 인체의 생성원리』(공역), 『간장·심장』(공역), 『비장·폐장·신장』(공역)